知的生きかた文庫

腸がすべて解決！

藤田紘一郎

三笠書房

はじめに

「腸内革命」を起こして、健康長寿を手に入れよう

なんだか、やる気が起きない。

イライラして、怒りっぽい。

疲労感がとれず、気分が沈みがち……。

最近、このような症状に悩む人が増えています。

これは「**幸せ物質が体内に不足していることが原因**」などというと、奇異に感じるでしょうか。

「幸せ物質」とは、セロトニンやドーパミンといった神経伝達物質のこと。どちらも脳内で分泌される「幸福感を司るホルモン」の一種です。これらが正常に分泌されていれば、前向きで気持ちも朗《ほが》らかになり、健康で長生きできます。

「幸せ物質」は脳で分泌されますが、その「工場」はじつは腸にあります。**腸が「幸**

せ物質」の前駆体を作り、それを脳に送っているということです。

セロトニンは、食物の中に含まれるトリプトファンというたんぱく質から合成されます。しかし、いくら食物でそれを摂ったとしても、腸の中に**腸内細菌がたくさんいなければ、脳内でセロトニンは増えない**のです。

腸の中には、「腸内フローラ」（草木が生い茂ったような腸内細菌叢《そう》）という〝花畑〟があります。ここが美しく保たれていれば、人は幸せを感じやすくなり、健康になります。逆に、腸の中の花畑が荒れ、花に水が注がれていないような状態では、幸せも健康も遠のいてしまうということです。

ここ数年、日本ではうつ病が増加し、悲しいことに、2020年には2万1000人の人が自殺をしました。先進国の中でも飛びぬけて高い数字です。

その理由の一つに、私は「幸せ物質の減少」が大いに影響している、と考えています。

腸内細菌を増やすためには、その餌となる食物繊維の摂取が重要です。ところが、**日本人の食物繊維摂取量は戦前の約半分に減少しています**。

腸内細菌が大幅に減ったことで、日本人の脳にはセロトニンやドーパミンなどの

「幸せ物質」が十分に送られなくなってしまったのです。ちなみに、食物繊維を最も多く摂っている国はメキシコです。メキシコは、世界的に見ても自殺率の低い国の一つとして知られています。

明るく、楽しく、健康に生きるためには、何よりも**腸内環境を整え、腸内細菌を増やすことが大切**です。それだけで、脳にたくさんの「幸せ物質」を送り込むことができるのです。

「幸せ物質」だけではありません。**腸内細菌は免疫の7割を作ります**。つまり、腸内細菌を増やせば、うつ、老化、アレルギー、認知症、がん……あらゆる病気を遠ざけ、単に年を重ねるだけではない、〝幸せな長生き〟が実現するのです。

本書が、あなたの**腸内に革命**を起こし、疲れた頭・体・心をよみがえらせ、日々、健康に生きる一助になれば、望外の喜びです。

藤田　紘一郎

Contents

2章 やせる！・若返る！・元気になる！ 腸にやさしい食べ方

3章 腸内細菌がどんどん増える「楽しい健康習慣」

4章 「腸免疫力」を高めて、病気知らずになる！

5章

手洗い、抗菌、運動……
すべてを解決する「腸」の作り方

1章

腸がスッキリすると、心と頭もスッキリする

1 「腸内細菌」と「幸せ物質」の驚くべき関係

幸せか不幸せかは「腸」が決めている？

幸せか不幸せかは、「腸」で決まる——。

「脳」ではなく、「腸」と「幸せ」という組み合わせを奇妙に感じる方もいるかもしれません。

でも、これは正真正銘の事実です。

栄養の吸収や排泄行為などと関わっている腸と、われわれが生きる上で究極の目標としてとらえている「幸せ」がじつは大きく関係していたのです。

脳科学が発達したことにより、ここ数年、人間の「幸せ」を考える上で大きな変化が起きています。「幸せ」の概念を解き明かすキーワードとして、セロトニンやドーパミンといった**「幸せ物質」の存在**が明らかになってきたのです。セロトニン、ドーパミンも、脳の中に存在する神経伝達物質です。もう一つ、脳には有名な神経伝達物質アドレナリンがあります。アドレナリンは、脳を覚醒させる作用や集中力を高める効果があるといわれています。

これら脳に存在する神経伝達物質と腸がじつは深く関わっていたのです。

「はじめに」でも触れたように、セロトニンは食物に含まれるトリプトファンというたんぱく質から合成されます。ただ、食物によってトリプトファンをたくさん摂取しても、**腸内細菌が少なければ、セロトニンは増えない**ことがわかったのです。

脳という人間の知性やコミュニケーションを司る組織と、主に食物の消化、吸収、排泄を行う腸が、「幸せ」という概念のもとでリンクしていたという驚き——。

これまで脳ほどスポットライトを浴びることが少なかった腸が、ここにきて脳以上に俄然、注目される器官となりつつあるのです。

ノーベル賞で実証された「ドーパミン」効果

セロトニンやドーパミンと腸内細菌との関係をより深く理解していただくために、もう少し、神経伝達物質や脳について説明を続けます。

脳の中にある神経伝達物質にはとても多くの種類があり、現在、確認されているだけでも百数十種類に達します。

神経伝達物質は神経細胞（ニューロン）と神経細胞の間のすき間にあるシナプス（接合する部位）から放出されます。神経細胞の数は一説によると、一千億個といわれています。その中にたくさんのシナプスがあるのですから、シナプスの総数は無数、膨大としか表現できないような規模なのです。

そこから出てくる神経伝達物質の量となると、もう気が遠くなるほどの数です。

脳は自身の中に張り巡らせたネットワークを利用して無限とも思えるような数の神経伝達物質をやりとりし、**気分や感情、能力、体力などをコントロール**しています。

幸せかどうかは腸で決まる!?

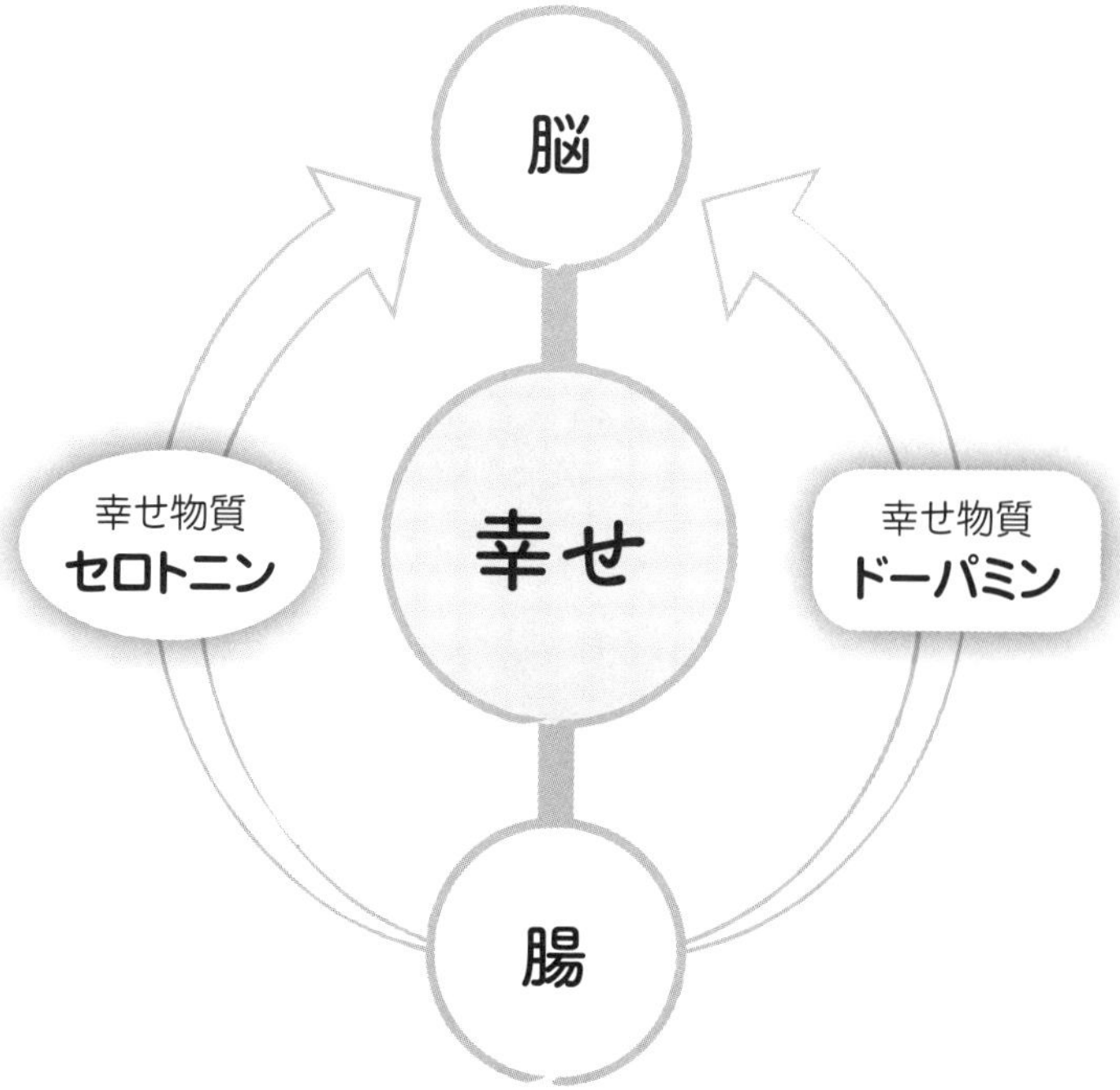

腸内細菌が
「幸せ物質」の分泌を助ける

ドーパミンは2000年のノーベル賞で大きな注目を集めるようになりました。医学生理学賞を受賞したA・カールソン博士は、ドーパミンは**「幸せを記憶する物質」**であると発表したのです。

ドーパミンがセロトニンと並んで「幸せ物質」といわれる理由は、この神経伝達物質が人間の快感や快楽に作用しているからにほかなりません。

たとえば、私たちは特に意識をせずに仕事をしたり、家事や勉強をしたりしています。「今日は絶対に仕事をするぞ！」と改めて決意する人はいません。

では、なぜ毎日毎日好きでもない仕事（もちろん、仕事が好きだという幸せな人もいますが）をしているのでしょうか。

それは、意欲や向上心があるからです。

仕事を通じて一定の金銭が得られ、ときには周囲からの尊敬や名誉が得られます。また、社会参加や他人とのコミュニケーションも、私たちが生きていく上で欠かせないモチベーションになります。このような、さまざまな報酬が働く上での意義の源泉になっているのです。

ドーパミンは「快楽、快感を刺激する」幸せ物質

では、この意欲が何によってコントロールされているかといえば、脳であり、ドーパミンにほかなりません。

ドーパミンは**脳に歓喜や快楽、興奮といったメッセージを伝える**働きがあります。

歓喜、快楽、興奮は「幸せ感」に欠かせない要素です。

私たち人間は働くことによって歓喜や快楽、あるいはそれに似た要素が得られるからこそ、毎日仕事に精を出すのです。

ドーパミンの具体的な働きについて、興味深い実験結果があります。アメリカ・フロリダ州立大学のＢ・アラゴナ博士が草原ハタネズミを使った実験です。

ハタネズミは一度、交尾をした相手とずっと関係を続けることで知られています。ネズミに限らず哺乳類ではめずらしい〝一夫一婦制〟です。

実験では一度交尾をしたオスの脳液からドーパミンを取り出し、もっと若いオス

のハタネズミにそれを移植しました。すると、そのネズミは同世代の若いメスのネズミには目もくれず、ドーパミンの〝宿主〟の相手だったメスを追いかけ続けたのです。何という一途さ、愛情の深さでしょうか。

一般的にいって「幸せの定義」は曖昧で、何に幸福を感じるかは非常に個人差があります。

しかし、他の異性にまったく目を向けないほど一個の異性を愛せるのは、一つの大きな「幸せ」であることには間違いありません。少なくとも相手は強い「幸せ」を感じるのではないでしょうか。

ドーパミンはそんな不思議な「幸せ物質」であり、もしかしたら、究極の〝不倫予防薬〟になるかもしれません。

いずれにしても、この実験はA・カールソン博士の研究「**ドーパミンは幸せを記憶する物質**」を実証するものであり、ドーパミンが歓喜や快楽、愛情などをベースにした「幸せ物質」と深く関係している証左《しょうさ》といえるでしょう。

最近、「怒りっぽい人が増えている」、なぜ？

ドーパミンがいわば〝順風〟のときに効果を発揮する物質ならば、もう一つの「幸せ物質」セロトニンは、いわば〝逆境〟の中で役立つ「幸せ物質」です。

セロトニンは不幸を蹴散らしてくれる「元気の素」なのですから、これほど貴重な「幸せ物質」はありません。

セロトニンには大きく分けて二つの働きがあります。

一つは心身をコントロールする役目です。

話が少し脇道にそれるかもしれませんが、最近、自分自身を制御できない大人が増えているような気がしてなりません。

たとえば、鉄道のホームなどで駅員が乗客から暴力を受けるケースです。一時に比べ減少傾向にあるとはいえ、年間で三百件以上あります。加害者は血気盛んな若者よりも〝分別盛り〟の40代、50代に目立っています。

ふだんから密状態の電車に乗せられている不満がある一方で、事故や事件で電車が遅れたり、止まったりすると激怒してしまう大人が多いのです。なかには酔っぱらって暴力を振るうケースもあるようですが、こうなると論外です。

背景には、ストレスをためやすい社会的環境もあるのでしょう。

それにしても短絡的に激怒し、怒りの気持ちを収められない大人が近ごろ増えていないでしょうか。

これは自分自身の気持ちや体をコントロールできなくなった結果だと思うのですが、その原因の一つにセロトニン不足があります。セロトニンが減ってくると、怒りやすくなり、時間が経過してもその気持ちを抑えられなくなってくることが明らかになっています。

このような状態はまさに「幸せ」な時間とは正反対。言い換えればセロトニンの分泌が十分な状態であれば心身のコントロールが可能となり、**怒りとは無縁の「幸せ」な時間が持てるようになる**のです。

セロトニンは「やる気、元気をつくる」幸せ物質

セロトニンの第二の働きは自律神経をコントロールすることです。

自律神経は交感神経と副交感神経に分かれています。二つの神経はおおむね相反する働きをします。

人間の体は、運動時や興奮時には脈拍が速くなる一方、血管は自動的に収縮し、全身の活動力を上げようとします。これが交感神経の主な働きです。

逆に安静時には副交感神経が活発になり、体内は平静さが保たれるようになっています。互いの神経がバランスをとることで、脈拍、血流、血圧、呼吸などが整えられているのです。

就寝中は副交感神経が活発に働き、目覚めると自動的に交感神経が優位に働くようになっています。この目覚めのときにセロトニンが分泌されます。

セロトニンは寝起きでボーッとしているときに、脳や体を覚醒させ「やる気」を

起こさせるという重要な役割を果たしているのです。

目覚めたときに、心身ともに快調でやる気に満ちていたら「幸せ」ですよね。そんな気分をもたらしてくれるからこそ、セロトニンは「幸せ物質」と呼ばれるのです。日中もセロトニンの分泌が盛んであれば仕事や勉強が大いにはかどることは間違いありません。下手なサプリメントや栄養剤を利用するよりも、ずっと効果があるのでは、と考えてしまいます。

こんなありがたい「幸せ物質」があるのですから、できればいつも脳の中にセロトニンを出し続けたいところです。

しかし、残念ながらそうはいかないところに、セロトニンの〝弱点〟があります。**セロトニンは時間の経過とともに減少する**傾向があり、朝にはある一定量のセロトニンが夕方になるにつれて減少することが確認されています。

電気と同じようにセロトニンも貯めておくことができません。したがって、「幸せ物質」を脳の中に保持しておくためには、**絶えず作り続けなければならない**のです。

それには腸内細菌の活躍が必要になるのですが、その詳細については、もう少し

「幸せ物質」って何？

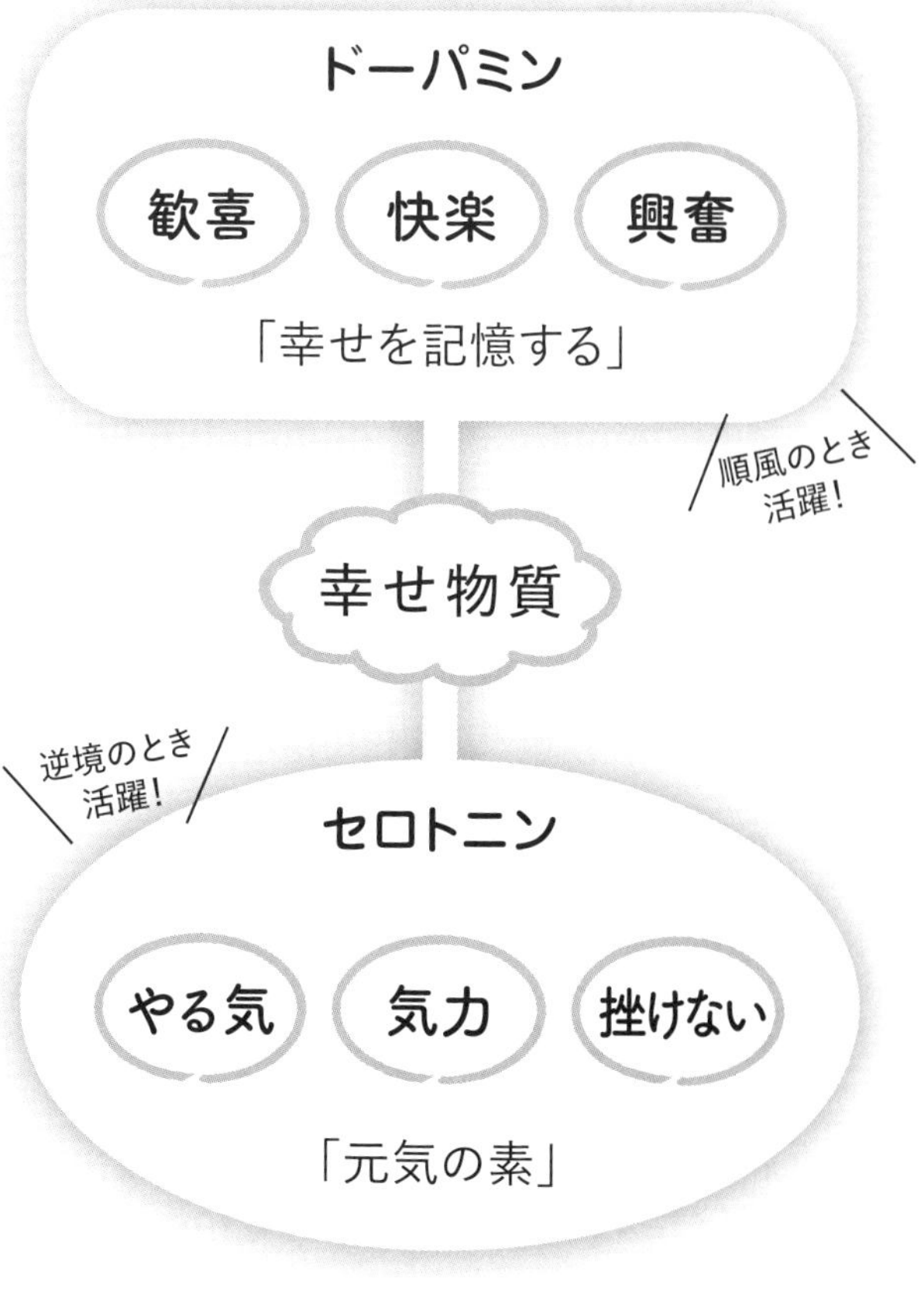
ドーパミン
歓喜
快楽
興奮
「幸せを記憶する」
順風のとき
活躍！
幸せ物質
逆境のとき
活躍！
セロトニン
やる気
気力
挫けない
「元気の素」

待ってください。いま少しセロトニンの話を続けます。

「体がだるい、やる気が出ない」本当の理由

セロトニンにはもう一つ弱点があります。

それは、**非常にストレスに弱い**という性質です。

精神的、肉体的ストレスが加わると、脳の中の視《し》床《しょう》下《か》部《ぶ》という組織に刺激が伝わります。視床下部には体温、睡眠、代謝などを司る中枢があります。ここにはストレス中枢もあり、大きなストレスを受けると、セロトニンが出る量にも影響を及ぼしてしまうのです。

セロトニンは逆境に遭《あ》っても負けないような強さが特長です。また、「今日も頑張ろう、目標に向かってやるぞ！」という前向きな気持ちを作り出す点も特長です。

この二つの要素が車の両輪のようにぐいぐい引っ張ってくれるから、「幸せ感」がぐっと大きくなるのです。

しかし反対に、セロトニンが十分に足りていないと、これとは正反対の状態に陥ってしまいます。

気持ちに張り合いのない状況が続き、表情は沈みがちで愚痴ばかりこぼしているような人間が周囲にいたらどうなるでしょうか。

友人はもちろん、家族もしだいに遠ざかってしまいかねません。家族や友人たちとのコミュニケーションがうまくいかないことで、さらに状況は悪化し、ますます孤立感を深めます。その結果として待ち受けているのが、うつ病に代表される「心の病」です。

長引く不況や雇用環境の悪化も手伝い、もう何年も前から、うつ病の増加が懸念されています。ここ数年の特徴はその裾野の広がりです。

「なんとなく体がだるい」「気持ちが落ち込んで、やる気が起きない」という症状を訴える人が増えています。

このような症状の軽いうつ状態を〝プチうつ病〟というようですが、これら「予備軍」を加えると、**うつ病の患者数はますます増加しそうな勢い**です。

そして、残念なことに、日本は先進国（G7）の中でも自殺率が際立って高く、人口に占める自殺率は第1位。ここ十数年、2万～3万2000人が自らの手で生命を絶っています。

うつ病が増え、日本人の自殺者数が高いレベルで推移している理由については諸説あるようです。私は最近の日本人の腸内細菌の減少によってセロトニンが脳内に増えていないことが、自殺者数高止まりの大きな原因だとにらんでいます。

1950年代の前半に、**うつがセロトニン不足で起こるという証拠**が次々に見つかりました。

自殺したうつ病患者の脳脊髄液を分析したところ、セロトニンの分解産物である5－ヒドロキシインドール酢酸という物質が極端に少ないことが確認されました。このことからうつ病が原因で自殺をした人の脳にはセロトニンが大幅に減っていたことが考えられます。

セロトニンという貴重な「幸せ物質」が減ってしまい、そのためにつかめる「幸せ」をみすみす逃して不幸になってしまう人生は、なんとももったいないと思うのです。

「天然の睡眠薬」メラトニンを増やす法

うつ病などの心の病にかかる前兆として目立つのが**睡眠障害**です。

特に、夜になっても寝つけない日が何日も続くと、気持ちがふさぎこみ、しだいに表情から明るさが消えてしまいます。眠れないことが精神的なストレスや悩みにつながり、それが高じてうつ病などの心身症に発展してしまうことはけっしてめずらしくありません。

不眠症とはまったく縁がなく、ベッドに入ればすぐ眠れる人は、「2、3日、満足に眠らなかったら、その後は睡眠不足でぐっすり眠れるはず」などと無責任なことを言いがちです。

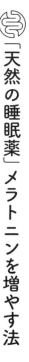

しかし、眠れない辛さは当事者でないとわからないものです。

一般的に、健康で日々生活する上で特に大きな悩みや苦痛のない人は、その当たり前の「幸せ」に気づかない傾向にあります。人生には失ってはじめて気づく「幸せ」があるものですが、睡眠や健康はその一つといえるでしょう。

そんな〝当たり前の幸せ〟にもセロトニンは貢献しています。というのも、**セロトニンが多く分泌することが熟睡に結びつく**からなのです。

眠りのメカニズムについては、まだ未解明な領域が残っています。ただ、少なくとも、眠っているときにメラトニンという脳内の神経伝達物質が出ることはわかっています。

メラトニンは「睡眠ホルモン」とも称され、分泌されると、眠気をもよおします。メラトニンはいわば天然、無害の「睡眠薬」。じつはこのホルモンにもセロトニンが影響を及ぼしています。セロトニンが日中に作られると、その副産物としてメラトニンができるのです。

むかしから「寝る子は育つ」といわれるとおり、昼間、元気に走り回り、遊んでいる子は夜ぐっすり眠ります。そういう子どもは日中にしっかりとセロトニンが作られているために、夜はメラトニンが作られ熟睡できるのです。

さらに、メラトニンには老化や生活習慣病の予防効果があることも確認されています。

体内に余分な酸素が蓄積されると細胞を攻撃し、老化や病気の引き金になります。こうした活性酸素を除去する働きがメラトニンにはあるのですから、まさに「長生き」をもたらす「幸せ物質」といえます。

人間は一生の約3分の1は眠っています。その膨大な時間を「幸せ」に送れるか否かによって「幸福度」が大きく違ってきます。

長い時間を安眠という幸せな時で満たし、さらに老化や病気の予防も果たしてくれる――。メラトニンの役割の大きさが改めてクローズアップされるのは当然のことなのです。

うつ病と「幸せ物質」との関係、さらには「幸せ物質」を作り出している腸内細菌とうつ病の関係については、後で詳しく述べます。うつ病などの心の病にもメラトニンという「幸せ物質」が影響しているのには驚かされます。

しかも、そのメラトニンの分泌の鍵を握っているのがセロトニンです。セロトニンの「幸せ物質」としての重要度は増すばかりなのです。

2 腸内細菌を増やして、幸せになろう

驚くほど減っている日本人の便の量

ドーパミン、セロトニンといった「幸せ物質」が、幸福度に大きな影響を及ぼすことがおわかりいただけたことと思います。

これらの脳内ホルモンが著しく低下すると、気持ちは沈み、あらゆることに消極的になり「自分は不幸な人間だ」と思い込んで、病気への道に進んでしまいます。

その最悪の結果として、自殺に至ることも少なくありません。

「腸内細菌によって作られる脳内ホルモンと自殺がどう関係してくるのか」と疑問を持つ人がいると思いますが、これが非常に深く関係しているのです。

その理由を詳しく説明する前に、**日本人の腸内細菌の数がいかに減少しているか**

を検証してみましょう。

腸内細菌の数は糞便の量と深く関係していて、糞便の約半分は死んだ腸内細菌と生きている腸内細菌によって占められています。つまり、腸内細菌の数は便の量を調べればわかるのです。

兵庫県立大学名誉教授の辻啓介《つじけいすけ》教授は、日本人の便の量が戦後50年間で減少した、と指摘しました。日本人の食生活が欧米化した結果、繊維質の摂取が極端に少なくなったことがその理由です。

たしかに、戦後間もないころ日本人の1日当たりの食物繊維の摂取量は約27gでしたが、現在は15gにまで減少しています。

日本人はもともと糞便の量も繊維質の量も少ない傾向があります。それでも私たちの調査によると終戦直後には約400〜350gの糞便の量がありました。

それが現在は200〜150g程度にまで減っています。**およそ半分になってしまった**のですから、これは驚くほどの減少といえます。

糞便の量の減少と、それにともなう腸内細菌の減少は、食生活と深く関わっています。日本人の糞便や腸内細菌が減少しているのは、食を取り巻く環境の変化によるものです。特にファストフードの普及や肉の摂取の増加などによって野菜の摂取量は大幅に減少しています。

日本人の野菜の摂取量は１９８５年で一人当たり年間１１１kgであったのが、95年には１０６kg、２００５年には96kg、15年には90kgにまで減っています。ある統計によるとマメ類などを含む食物繊維の摂取量は戦前の３分の１以下ですから、これでは糞便や腸内細菌の量が激減するのもうなずけます。

ちなみに、野菜やマメ類、海藻類などの食物繊維の摂取量が少ないと指摘されている若年層の糞便量は１５０g程度で、若い女性に限定すると80g程度という調査結果もあります。こんな少量の糞便ではおのずと腸内細菌の数も少なくなって当然です。

食生活の乱れやストレスの増加も加わって、便の量を減らし続けている**日本人の腸内細菌は〝危機的〟状況といえるほど減少**しているのです。

メキシコ人が「世界一自殺率が低い」理由

腸内細菌が減少してくると、当然ドーパミンやセロトニンといった「幸せ物質」も減少します。

意欲を駆り立てるドーパミンの減少によって「今日も元気で頑張るぞ！」という前向きな心はいつしか萎縮し、「どうせ自分なんて誰からも必要とされていない、愛されない」という悲観的な気持ちに変わります。また、セロトニン不足は逆境に打ち勝つ挫《くじ》けない心、図太い気持ちを、か細いものに変えてしまいます。

幸せをつかみとろうという積極性と、幸せをもたらしてくれる環境を喪失してしまうと、そこに待ち受けているのは「絶望」にも似た気持ちではないでしょうか。

このような状態になったとき、リストラ、失恋、肉親の死といった何かをきっかけにして張りつめていた心がポキリと折れてしまうことも十分にありえることです。

日本のこのような〝自殺事情〟と対極に位置している国がメキシコです。

メキシコは約半世紀もの長きにわたって、**自殺率が世界最低**という記録を持っていました。

メキシコは少なくとも日本ほど経済力は高くありません。明るくて親しみやすい国民性は世界に知れわたっています。その一方で長期間にわたって貧困や治安の悪化に悩む国としても知られています。そんなメキシコの自殺率が日本よりも圧倒的に少ない理由はどこにあるのでしょうか。

私が注目したのは**メキシコ人の食物繊維の摂取量**です。メキシコ人は1日に一人当たりで93・6gも食物繊維を摂っていました。これに対して日本人はメキシコ人の3分の1くらいでしかありません。

食物繊維は腸内細菌が好んで食べる「餌」であり、食物繊維という餌を摂ることは、腸内細菌の増加につながります。その腸内細菌がセロトニンの前駆体《ぜんくたい》（セロトニンに変わりうる物質）を脳に送るのですから、**食物繊維が多ければ多いほどセロトニンを増やす**ことになります。

実験によると、腸内細菌に食物繊維を添加するとビタミンB群の合成が増強されることがわかっています。

ビタミンB群もセロトニン合成に必要であり、食物繊維の摂取量の増加はイコール「幸せ物質」を増やすことにつながるのです。

「食物繊維を多く食べる人」は、心が強い

スウェーデンのカロリンスカ研究所とシンガポールのジェノーム研究所が行った興味深い実験があります。

その実験では、「腸内細菌を持つマウス」と「腸内細菌を持たないマウス」を用意し、それぞれの成長を観察しました。その結果、腸内細菌を持たないマウスは成長するにつれて攻撃的になり、危険をともなう行動を示すことが確認されたのです。

さらに、腸内細菌を持たないマウスに対して、一方は成長初期に、もう一方は成熟後に腸内細菌を導入し両者を比較しました。その結果、成長初期に腸内細菌を導入したマウスは成長後も普通のマウスと同じような行動を示しました。一方、成熟

後に導入したマウスは攻撃性の強い性格を示したのです。

これらの結果を踏まえ、研究グループは**「腸内細菌が初期の脳の発達に影響を及ぼしている」**と結論づけています。

研究の中心となったR・D・ヘイジ博士やS・ペターソン博士たちは、腸内細菌がマウスの成長期のどこの段階で脳に影響を与えるかについて、「特定の時期がありそうだ」と語っています。

また、腸内細菌はセロトニンやドーパミンといった脳の神経伝達物質に影響を及ぼしているだけでなく、脳神経細胞やシナプスの機能にも何らかの影響を与えていることを指摘しています。シナプスは、脳の細胞間の情報伝達という重要な働きをしているのですが、そこでも腸内細菌は重要な影響を及ぼしているのです。

食物繊維をたくさん摂取することで腸内に「幸せ物質」を豊富に持っているメキシコ人の自殺率が低いのは、当然の結果といえるのです。

挫けない心を育て、長生きするためにも、腸内細菌を増やし、「幸せ物質」を作ることがいかに大切かおわかりいただけるでしょう。

幸せは「腸」が作っていた！

　もう一つ、腸内細菌に関して非常に興味深い動物実験のデータも出ています。これは私の友人・中国科学院の金鋒《キンポウ》教授が行ったブタの実験です。

　ブタは人間と同様に何でも食べる雑食動物で、人間とは腸内細菌の割合も非常に似ています。消化を含めた内臓の系統や生活習慣も、じつはブタとよく似通っていて、腸内細菌が〝生息〟している「腸内細菌叢《そう》」もブタは人間に近いのです。

　そんなブタに乳酸菌を与える実験を続けたところ、病気がちのブタが元気になり、肉質もよくなりました。さらに、何よりも目立ったのは乳酸菌を投与されたブタの行動でした。人間が豚舎に近づくと警戒心のためか鳴いて騒ぐブタが多かったのですが、**乳酸菌を与えられたブタはとてもおとなしくなった**のです。

　この結果を金鋒教授は「乳酸菌が幸せ物質であるドーパミンやセロトニンという脳内の神経伝達物質の前駆体を作り、脳に送られた結果だ」と分析しています。

脳は、すべての化学物質をガードして、外からの侵入を防ぐ働きを持っています。しかし、乳酸菌が作った小さな前駆体はそんなガードをもろともせず、血液脳関門（BBB）から神経細胞によって脳に運ばれたのです。

セロトニンは食物に含まれるトリプトファンという必須アミノ酸から摂らない限り、体内では合成することができません。また、ドーパミンも同様に必須アミノ酸のフェニルアラニンがないと合成できないのです。

しかも、これらのアミノ酸を多く含む肉類をたくさん摂取しても、腸内細菌がいない状態ではトリプトファンやフェニルアラニンがあってもセロトニンやドーパミンが増えないことがコロンビア大学のガーション博士らの研究でわかってきました。セロトニンやドーパミンはトリプトファンやフェニルアラニンなどのアミノ酸から合成されます。しかし、ビタミンM（葉酸）、ビタミンB_6などビタミン類がなければ合成できません。

これらのビタミン類は腸内細菌が作っているのです。そればかりか、腸内で合成された**セロトニンやドーパミンの前駆体は腸内細菌がいないと脳に送れない**のです。

「幸せ物質」は腸内細菌がつくる

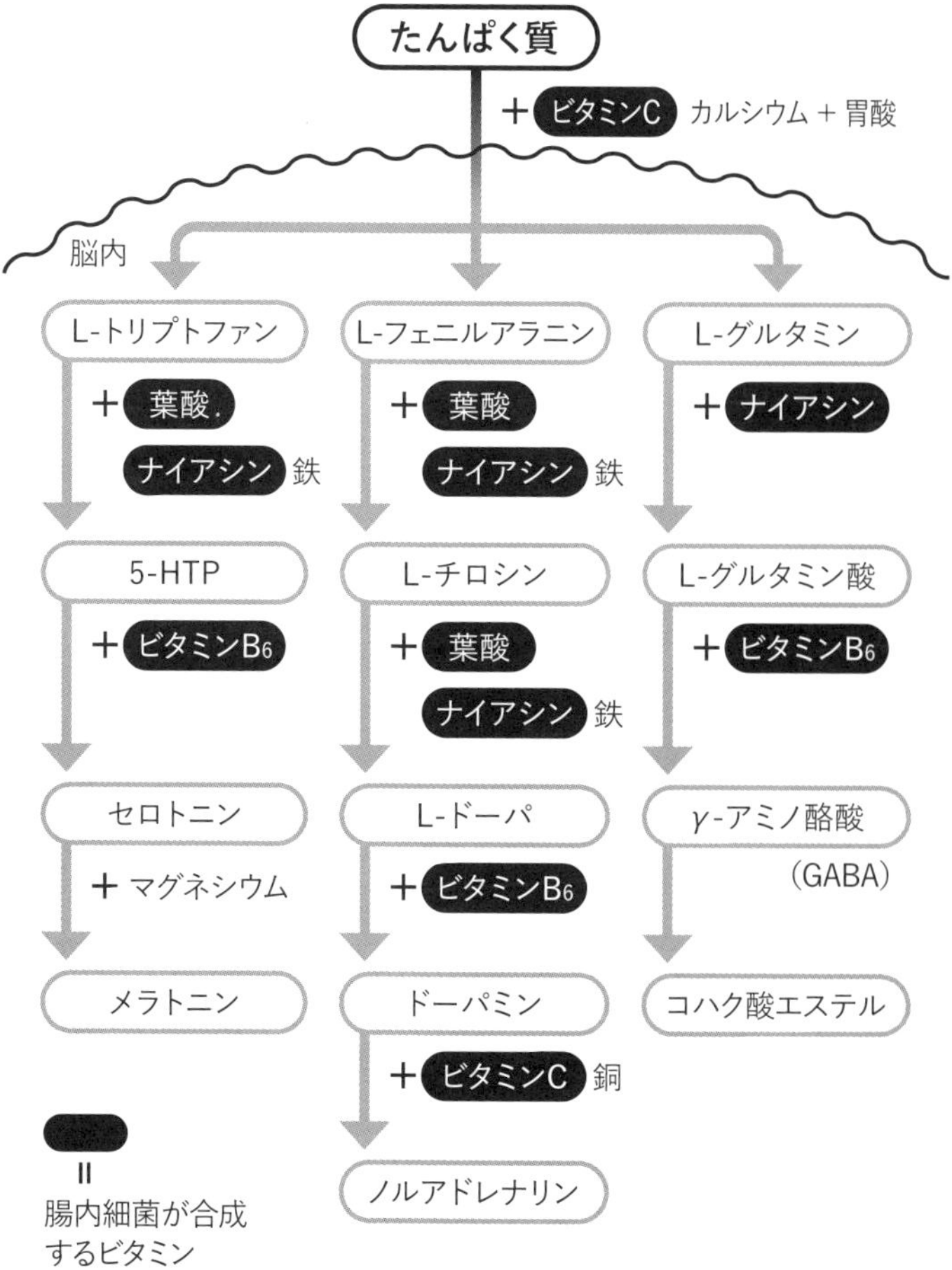

（出典：溝口徹著『「うつ」は食べ物が原因だった!』青春出版社）

腸内細菌が有効に機能しなければセロトニンやドーパミンという「幸せ物質」が脳に作られないということです。

金教授のブタの実験では乳酸菌が使われていましたが、私たちが利用する乳酸菌にはいろいろと新種のものが開発され、発売されています。その効能には、アレルギー反応抑制作用、血圧降下作用、動脈硬化改善作用などがあり、一部ではその機能性が強調されている傾向もあります。

これはこれでけっして悪いことではないのですが、大切なことは自分の腸内に棲んでいる乳酸菌を含むさまざまな腸内細菌が、その種類と数を増やすことに尽きます。そうすることでセロトニンやドーパミンという「幸せ物質」が増え、うつ病や自殺などとは無縁の幸せな人生が可能になるのです。

幸せは脳がもたらしてくれるのではありません。**じつは、腸が幸せを作っていたのです。**

3 「脳」はバカ、「腸」はかしこい

そもそも「人間のルーツは腸にある」

人間は脳で考え、行動も脳に支配されている、と多くの人は考えています。

たしかに、試験問題を目の前にすると、自分の脳を目いっぱい働かせている実感がわきます。もちろん、脳の出来具合、性能には個人差がありますが、深い思考力を求められるとき、誰もが自分の〝脳力〟を頼りにするのは当然のことです。

人間の脳細胞の数は数千億個のスケールで、日々、私たちが使っている細胞はわずかその10パーセントという説があります。脳が秘めた潜在能力はまさに無尽蔵であり、脳の中に張り巡らされた神経系は高レベルで進化し、多様性にあふれているといえます。

しかし、生物の進化を見てみると、最初に神経系が誕生したのは脳ではなく、「腸である！」という意外な事実が明らかになっています。

生命や細胞の長い歴史の中で、最初に特殊化した細胞がニューロンです。ニューロンは神経系を構成する細胞で、情報の処理や伝達に関わる重要な役割を担っています。いわば「知」に特化した特徴を有し人間の場合には、円滑なコミュニケーションをやりとりする上で欠かせない、最も重要な神経系の細胞といえます。

そのニューロンが生物史上で最初に出現したのはヒドラ、イソギンチャク、クラゲ、サンゴなどの腔腸《こうちょう》動物の腸の中でした。脳を持たない生物は地球上にたくさんあって、腔腸動物もその一つです。腔腸動物は腸が脳の役割を果たしているのですが、それは**腸が脳の〝原型〟である**ことを物語っています。

「脳」は「腸」から進化した臓器

ここで「最初に腸ありき」をより理解してもらうためにも、ごく簡単に進化の話をしておきましょう。

動物はこの腔腸動物を基にして、２種類の系統に分かれて進化しました。一つは昆虫を頂点とした「腹側《ふくそく》神経系動物」で、もう一つは脳を有する哺乳類を頂点とした「背側《はいそく》神経系動物」です。

腔腸動物から腹側神経系動物へ進化する第一のステップは、私の好きなサナダ虫（かつて私は〝きよみちゃん〟と名づけて、実験のために体内で飼っていました）や吸虫類が属する扁形《へんけい》動物です。この扁形動物にはじめて中枢神経細胞が出現しました。それがイカやタコなどの軟体動物頭足類の巨大脳と、昆虫などの節足動物の微小脳へと分かれて進化し、これらの動物は別名「前口《ぜんこう》動物」（発生上、成体が原口から形成される動物の総称）と呼ばれています。

この動物における**脳の進化の頂点**は、地球上で最も繁栄している動物群、なんと**昆虫の微小脳**なのです。

昆虫はあまり好きではない、興味がないという人はたくさんいると思います。ただ、多くの昆虫の脳は「小型・軽量・低コスト」であり、「情報処理装置の傑作」

といっても過言ではありません。

一方、腔腸動物から背側神経系動物へ進化した動物は「後口動物《こうこう》」と呼ばれ、最初のステップとしてウニ、ナマコ、ヒトデといった無脊椎動物の棘皮《きょくひ》動物からはじまります。

棘皮動物では、はっきりした脳構造は認められていませんが、原始的な中枢制御機能を持つ「介在神経」が出現しています。

さらに、ここから進化したナメクジウオ、ホヤなどの尾索類《びさくるい》になると神経管が出現し、それが脊椎動物の管状神経系へと続きます。そして、背側神経系動物の頂点に立つ哺乳類、さらにはそのトップの座に君臨する私たちヒトの大脳皮質の発達した脳にたどり着くのです。

動物の脳の進化を、かなり駆け足で振り返ってみましたが、間違いなくいえることは、「最初に腸ありき」ということです。**脳は腸から進化してできたもの**であり、私たちヒトの脳もそのルーツは腸にあったのです。

私たちは通常、「頭を使う」「脳を動かして」というような言い方をしますが、より正確にいうと、私たちは「頭の中にある脳」と「腸の中にある脳」の2種類の脳を体内に有していることになります。前者を「頭脳」と呼ぶことに対して、私は後者を「**腸脳**」と呼びたいと思っているのです。

脳は「食中毒を未然に防げない」

このように腸は人体において脳と同じような機能を果たし、最近では「**第二の脳**」と称されるまでになっています。

特定の分野では、腸は頭脳以上に賢い働きをしていると思います。その代表が主に食物から吸収した栄養分の分析と吸収・排泄です。

ずいぶん前に、牛の生肉であるユッケを食べた人から大勢の食中毒患者や死者が出て大騒ぎになったことがありました。考えてみると、人命を奪ってしまうような細菌やウイルスが含まれた食品を口にするとき、脳はそれが安全か安全ではないかの判断がまったくできません。食中毒を起こす菌が含まれていても「食べてもいい」

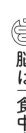

というシグナルを出してしまいます。

こうして体内に食中毒を起こすような菌が侵入したとき、殺菌したり、菌を体外に出したりする働きを持っているのは腸しかありません。

有害な食物などが腸に入ってくると、腸は大量の液体を分泌し下痢を起こさせます。その有害度が高ければ、下痢にとどまらず嘔吐の指令も出します、人体に危険な物質を確認すると、中毒を起こさないために拒絶反応を速やかに発揮するのです。

下痢や嘔吐は生態としての優れた防御反応であり、**腸がこの指令を出さなければ人間は生命を維持できない**、といっても過言ではないのです。

腸がこのような安全に関する高度の判断ができるのは、腸の中に張り巡らされた神経細胞がまるでコンピューターのように動いているからだと想像されています。

ウイルスや菌をセンサーが察知し、それに対応するための的確な指示が〝腸脳〟から発信されているのです。

「腸は神経が張り巡らされた網タイツのようだ」という言い方もあるようですが、あながちオーバーな表現とはいえないと思います。

「腸脳」こそ、本当に優れたコンピューター

コンピューターのように物事を分析し、考えるのは「頭脳」だと思われています。ところが、脳には頭脳以外の〝腸脳〟が存在し、頭脳にも負けない、いやそれ以上に重要な役割を担っていることがわかってきたのです。

九州大学医学部須藤信行教授らの研究（「腸内細菌と脳腸相関」２００９年）によると、腸内細菌がストレス時にコルチコステロン量を減らし、脳のストレスによる影響を減らしていることが明らかになりました。

しかし、人体という組織の中に「頭脳」と「腸脳」という二つのコンピューターがあることは、ときに混乱を招きかねません。食欲一つとっても、コンピューターが二つあると障害が生じています。

心身症の患者さんが、その初期の状態のときに、偏った食べ方をすることがあります。毎食、おにぎりやカップめんなど手軽で好きなものを食べ続ける傾向がある

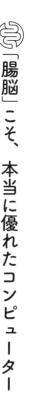

のです。これは「頭脳」が「腸脳」にそのような命令を出しているからであって、「腸脳」はイヤイヤそれに従っているにすぎません。

添加物を多く含むスナック菓子や一部のファストフードでも同じことがいえます。賢い腸は、体に有害なこれらの食品を大量に摂取したいとは思っていません。ところが、これらの食品には頭脳の食欲中枢を刺激し、食欲を高める物質が添加されていて、口に入れた瞬間「うまみ」を感じ、頭脳はその〝誘惑〟にあっさり白旗を揚げてしまうのです。

腸が嫌うことは、脳も嫌う

このような「頭脳」と「腸脳」の働きを比べたとき、「腸脳」のほうがはるかに生命力が強い、と思うのは私だけでしょうか。

ここ数年、脳死による臓器移植が話題になることが多いですが、たとえ脳死状態になっても腸はその後も機能し続けることができます。

反対に、**腸の機能が停止してしまったら人間は自力では生きていくことは不可能**であり、当然脳も停止してしまいます。

知能の面でも「腸脳」に軍配が上がります。いまだに腸は主に消化・吸収を目的としているととらえがちですが、**人間の感情や気持ちなどを決定する神経伝達物質の多くは、腸で作られている**のです。

「腸《はらわた》が煮えくり返る」「断腸の思い」「腹をくくる」「腹を探る」など、人の気持ちや心と腸や腹を関係づけた表現が多いのは脳と腸の関係を示すものと考えられます。

こうしてみると、「第二の脳」である「腸脳」からドーパミンやセロトニンといった「幸せ物質」が作られていることが当たり前のことのように思えてきます。「腸は第二の脳である」ということは、基本的に脳が喜ぶことは腸も喜び、腸が嫌うことは脳も嫌うという関係が成立します。

したがって、脳が楽しくなることなら腸内細菌は活発になり、「幸せ物質」もどんどん脳に送られていくのです。腸はそれくらい、優秀で頼もしい器官なのです。

4 「腸スッキリ」は「脳スッキリ」

イライラは「幸せ物質が足りない」サイン

「幸せ物質」が腸で作られているはずなのに、その量が十分でないと、気分がスッキリせず幸せとはほど遠い気持ちになってしまいます。そんなときにイライラするような出来事が起こると、幸せどころではありません。「自分だけがなんでこんな不幸せな気持ちになるのか」と嘆いてしまうのではないでしょうか。

しかし、ちょっと考えてみると世の中にはイライラすること、イライラさせられることが山ほどあります。

特に都会で暮らしていると、人の多さに辟易《へきえき》させられることがあります。もし、電車の故障や事故があったりしたら、主要なターミナル駅は多くの人でごった返し

ます。こんなとき、腸内細菌が多く「幸せ物質」が足りている人は、

「こんなこともあるさ。気長に待とう」

と思えるのでしょうが、「幸せ物質」が不足している人は、

「何をぐずぐずしているんだ。乗客無視もはなはだしい!」

と怒りの気持ちを抑えきれなくなってしまいます。


イライラした気持ちが最高潮に達すると、駅員につかみかかったり、周囲の人とひと悶着起こすこともありえます。最悪の場合、警察沙汰になり、それが会社に知れてしまい解雇されることだって考えられます。こうして不幸の連鎖がつながった先で待っているのは悲劇でしかありません。

この**イライラの原因も、じつは腸内細菌の不足が招いている**のです。

腸内細菌が不足すると、ビタミンも不足する

少々〝歴史的〟な話になりますが、1497年、ポルトガル人のバスコ・ダ・ガ

マは喜望峰を回り、インド洋への海路を見つけました。このとき、多くの船員に歯《は》茎《ぐき》からの出血や膝から上に広がる黒いあざが見られ、160人中100人が死んでしまいました。

原因はビタミンCの欠乏で、じつはビタミンCとBはこの船員の死亡事故をきっかけにして発見されました。動物はもともとビタミンCやBを食物から摂らなくても自分の体内で作ることができます。ヒトは進化の過程でこの能力を失くしてしまったのです。新鮮な果実や野菜を摂れる環境面の進化によってビタミンCとBを体内で合成する必要がなくなったのだと考えられます。ヒト以外で、これらを体内で合成できないのはサルとモルモットだけです。

船乗りたちが病気になったのは、長期間、新鮮な食材を食べなかったことが原因です。私はもう一つ、保存食ばかり食べていたことで腸内細菌が不足し、それが病気を招いたことにつながったと考えています。

東北大学の木村修一名誉教授の研究によると、腸内細菌によるビタミンB群の合成は、腸内細菌の餌であるセルロースを添加することによって増すことが確認されています。ビタミンは食物から吸収するよりも**腸内細菌によるビタミン合成のほうが重要**なのです。

外国旅行に行くと、時差や食べ物、習慣の違いから、イライラする人がたまにいます。これは腸内細菌が食生活の変化で減少し、腸がバランスを崩したことが原因です。根底にはビタミン類の不足が考えられます。

ビタミンBの不足で脚気《かっけ》が、ビタミンCの不足で壊血病《かいけつびょう》が起こります。多くのビタミンは脳内伝達物質の合成にも関わっています。ビタミンCをはじめとするさまざまなビタミンがなければ脳は円滑な働きができなくなります。それらのビタミンの合成にひと役買っているのがじつは腸内細菌なのです。

「イライラすることが多くて、怒りっぽい。その結果として自分も周囲も不幸にしている」

と自覚している人がいたら、ぜひこうアドバイスしたいと思います。

「あなたの性格に原因があるのではなくて、腸に問題があるのです。あなたの腸の中に腸内細菌が少ないために、各種のビタミンの合成がうまくいかず、その結果として脳内伝達物質が欠乏しているのです。

でも心配いりません。腸内細菌が十分に作られれば、つまんないことでイライラしたりせず、幸せな気分で生活できますよ」と。

なぜ、「腸内細菌は減ってしまう」の？

腸内細菌が不足してしまう原因はさまざまですが、精神的な理由として見逃せないのが不安や緊張感からくる心のバランスの喪失です。

興味深い調査結果があります。1976年、アメリカ航空宇宙局（NASA）のホールデマン博士は宇宙飛行士の腸内細菌の状態を調べています。

この年、NASAは3人の宇宙飛行士を乗せた有人科学実験探査機を打ち上げました。この3人の腸内細菌の状態を継続的に調べたところ、3人とも**極度の不安と緊張時に悪玉菌といわれる「バクテロイデス菌」が大量に出ている**ことがわかったのです。

さすがにアメリカは50年近くも前から宇宙飛行士と腸内細菌の関係を調査していたのか、と感心したのですが、ロシア（当時のソ連）も同じような調査をしていたのですから、両大国の先進性には敬服してしまいます。

そのソ連の調査では宇宙飛行士の腸内細菌の数はすでに飛行前から変化が現れ、飛行中にはさらに異常が見られたそうです。

アメリカの調査と同様に悪玉菌（ソ連の場合はクロストリジウムという悪玉菌）の増加と、善玉菌であるラクトバチルス菌などの減少が確認されています。

日本では、阪神淡路大震災の前後に腸内細菌叢の変化が調べられています。

震災後、顕著だったのは糞便中のカンジダやシュードモナス菌の増加で、**心理的、身体的ストレスが善玉菌を減らし、悪玉菌を増やし**たと考えられます。

ストレスが腸内細菌叢に悪影響を及ぼす原因について九州大学の須藤信行教授のグループでは系統的な研究を行っています。

その研究によって、生物は有害なストレスを受けたときに視床下部―下垂―副腎軸を介して腸内細菌に影響を与えていることが明らかにされています。

それまでは、ストレスが腸内細菌叢を変化させる仕組みとして、免疫機能抑制や腸管運動の変動を介した間接的な影響が想定されていました。

しかし、最近ではストレス時に消化管局所で放出されるカテコラミン（神経伝達物質の合成に関する酵素）による直接的な影響が注目されています。

たとえば、カテコラミンにさらされた大腸菌は増殖が進み、腸管局所での病原性が高まったのです。

ストレスによって放出されたカテコラミンのレセプターを腸内細菌が持っていることがその大きな原因と考えられています。

このようなカテコラミンによる病原性増強効果は大腸菌以外の細菌でも確認されています。

ストレスが腸や腸内細菌に対して直接的に悪影響を与えていることが、さまざまな研究によって明らかになっているのです。

腸は「ストレス」にすぐさま反応する

ストレスが、健康や美容の「敵」であることも広く知られています。がん、心筋梗塞、脳卒中などの生活習慣病のほか、うつ病、アレルギー性疾患など、ありとあらゆる病気の原因となり、多くの臓器に悪影響を及ぼすのです。

なかでも、**ストレスの影響を最も受けやすい臓器が腸**です。

脳と腸は人体の「上」と「下」に位置していて、一見遠い相手に見えますが、じつは非常に密接した関係にあります。

脳と腸はダイレクトにつながっていて、脳の情報は脊髄と自律神経を通じて、腸管粘膜に存在する神経細胞に伝達されます。

したがって、脳が感じたストレスに腸もすぐさま反応するのです。

神経細胞の数が腸ほど多い臓器はほかにありません。

それはまさに神経細胞が「網の目のように張り巡らされている」といわれるほど

で、それゆえに腸は「第二の脳」「考える臓器」と称されるのです。

腸の動きが悪くなると、ボケる？

「頭は使わないと退化して、回転しなくなっちゃうよ」

というような言い方をしますが、まさに「逆も真なり」で脳と直結している**腸の動きが停滞してしまうと、脳を老化させてしまいます**。

お年寄りが入院して点滴治療が長引くと、家族は「めっきりボケてしまった」と嘆くことがめずらしくありません。

話しかけてもうわの空で、「人格が変わってしまった」と悲しい顔をします。

そして、その原因を「入院生活で気持ちが暗くなり、ボケにつながったのでは」と考えがちです。しかし、ボケの原因は頭ではありません。

点滴による静脈栄養に頼りきりになっているうちに腸の神経細胞の活動が低下し、その結果として脳の刺激が弱まり、ボケにつながってしまったのです。

これは、腸がストレスを受けると脳に重大な損傷を及ぼすことを証明しています。

ストレスという言葉には「ストレス解消」という言葉もついてまわります。

ストレス社会を生きる現代人にとって、上手にしかも短期間のうちにストレスを解消することは生きていく上で絶対に必要なことです。

ただし、脳を休め、脳をリフレッシュさせるだけの「ストレス解消法」では十分ではありません。

むしろ、脳に「幸せ物質」をはじめとする重要な神経伝達物質を送っている**腸にこそ、適切かつ迅速な「ストレス解消法」を実行していただきたい**のです。

そうすれば脳に「幸せ物質」が満ちたりて、ハッピーな気分になれることは間違いないのですから。

腸が元気になれば、心も元気になる！

腸内にはセロトニン、ドーパミンという「幸せ物質」が存在しています。それが脳に伝わることで、私たちは前向きでハッピーな気分になれるのです。

ところが、その「幸せ物質」の流れがストレスによって阻害されてしまうのですから、ストレス恐るべしを痛感させられます。

L・M・イイエル博士らは人間のカテコラミンやヒスタミン、アセチルコリンなどの神経伝達物質の合成に関与する酵素が、細菌からそのまま人間に直接的に伝達されていることを発表し、注目を集めました。

本来ならば、細菌間の情報伝達に使われていた物質が「生物界」を超えて、その宿主である人間へも作用していることが明らかになったのです。

このことは、人間が細菌と共通する数多くの神経伝達物質を持つようになっていることを如実に物語っています。

セロトニンも、もともとは腸内細菌間の伝達物質の一つに過ぎませんでした。ところが、さまざまな研究によって、その重要な役割が明らかになってきました。いまの日本人にとって、〝現代病〟といっても差し支えないくらい増えている**うつ病も、脳内にセロトニンの量が少なくなってくると発症する**ことがわかっています。

その反対に、「幸せ物質」であるセロトニンの量が増えてくると、脳はスッキリし、幸せな気持ちで満たされてくるのです。

進化の過程の中で、セロトニンは腔腸動物の腸の中で神経伝達物質の中心的な役割を果たしてきましたが、人間の体の中では大半が腸で合成されています。

といってもその量はわずかで、人体におけるセロトニンの総量は約10gで、その90パーセントは小腸の粘膜にあるクロム親和性（EC）細胞の中に存在しています。

このEC細胞はセロトニンを合成する能力を持っており、ここで合成されたセロトニンは腸などの筋肉に作用し、消化管の働きに影響を及ぼしています。

ちなみに残りの8パーセントほどが血小板に取り込まれ、血中から必要に応じて使われています。

では、残りの2パーセントはどこにあるかというと、これが脳なのです。視床下部や大脳基底核、延髄の縫線核などにセロトニンは高濃度に分布しています。

体内のセロトニンの中の、**たった2パーセント分が私たちの「幸せ」度を左右**し、ときに精神に暗い影を及ぼす引き金になっているのですから、この数字はセロトニンの重要さを私たちに改めて知らせてくれます。

セロトニンは人間の精神活動に深く関与し、ドーパミンとともに私たちの「幸せ度」「健康度」を大きく左右している重要物質なのです。そして、それらの「幸せ物質」に大きく関わっていたのが、まさに腸内細菌の働きだったのです。

2章

やせる！ 若返る！
元気になる！
腸にやさしい食べ方

1 「ビフィズス菌」のすごい健康効果

腸のお花畑「腸内フローラ」の環境がすべて！

腸が作り出すセロトニンやドーパミンが脳に伝わり、それが私たちの気持ちや感情、健康に深く関わっていることに、驚いた人がたくさんいると思います。

腸の中で〝宿主〟にも気づかれず、でも着実に黙々と作られているこれらの神経伝達物質によって、人間は人間らしく生きられる、といっても過言ではありません。

そんな「幸せ物質」を作り出しているのは、腸の中の**腸内フローラ**という場所です。前章では腸内細菌叢《そう》と表現していましたが、フローラとは草木が生い茂ったような叢《くさむら》のことで、いわば細菌がたくさん生息している**花畑のようなところ**です。

腸内細菌の種類は、培養できる細菌に限っただけでも１００種類を超え、その数は100兆個以上になりますから、これはもう無限に近いといっても過言ではありません。重さも1~2kgに達するといわれています。

胃の中の細菌は強い胃酸が影響して数は少なく、およそ1g当たり100ないし1000個くらい。圧倒的に腸のほうが多いのです。

その数の分布は小腸上部で1万個ほどですが、小腸下部では10万個から1000万個に急増し、大腸では100億個にまで達します。この中には、ビフィズス菌、乳酸菌、大腸菌バクテロイルズ菌、ウェルシュ菌など多くの細菌が花畑のように棲みついているのです。

善玉菌、悪玉菌……理想の「腸内バランス」は?

私たち人間の腸の中にはじめて細菌が誕生するのは、生まれてくるときの産道の中です。胎児の体内はもちろん、体の表面にもいっさい細菌は付着していません。

それが出産すると同時に、さまざまな細菌が産道や空気、手や指などから入ってきます。そして、その菌はそのまま、ずっと腸の中で生き続けるのです。

当初、腸内細菌は善玉菌が多く、悪玉菌は少ない状態になっています。善玉菌の代表格の**ビフィズス菌**には腸内を酸性にする働きがあります。ほとんどの有害な菌は酸性状態で死滅しますから、**乳酸菌**は腸内の防御効果を果たす菌として欠かせないのです。

一方の悪玉菌には大腸菌、ウェルシュ菌などがあり、これらはたんぱく質やアミノ酸を分解して、アンモニア、硫化物、アミンなどの有害物質を生成します。これらの物質が腸から体内に送り出されると脳卒中や心筋梗塞、動脈硬化、高血圧症、がんといった生活習慣病を招くことにつながります。ゆえに「悪玉」と称されているのです。

この善玉、悪玉という、単純な分け方について、私は少々異論を唱えたいと思っています。日本人は善悪をはっきりさせ、善をかわいがり、悪を徹底的に叩く傾向があります。しかし、腸内細菌に限っていうと、善と悪の図式はそう単純なものではありません。悪玉といっても、「完全な悪の菌」であったら、免疫系の働きによ

腸内細菌の種類

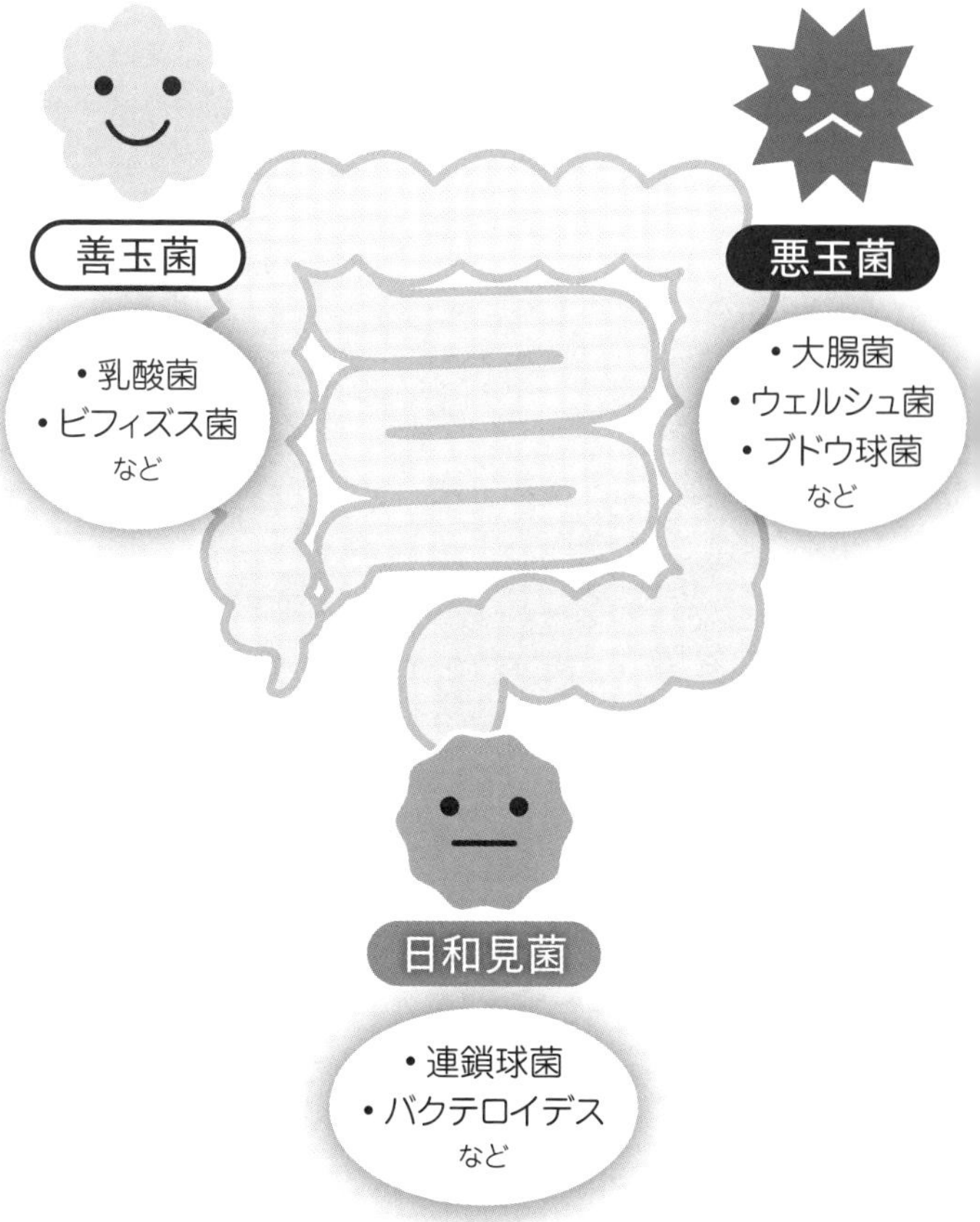
善玉菌
・乳酸菌
・ビフィズス菌
など
悪玉菌
・大腸菌
・ウェルシュ菌
・ブドウ球菌
など
日和見菌
・連鎖球菌
・バクテロイデス
など

って腸管から排除されてしまうはずですが、実際にはそうなっていません。

たとえば「悪玉菌」の代表となっている大腸菌はビタミンを合成したり、他の有害なO－157などの病原菌が腸内に定着することを防止したりする役割を担っています。**要はバランスの問題**で大腸菌などの「悪玉菌」が増え続けてしまうと問題が起きますが、「要らないもの」として根絶することは、かえってマイナスを招くのです。

そもそも腸内には善玉と悪玉だけがいるわけではありません。ふだんは人間に対して善玉の働きをしているのに〝宿主〟が体調を崩すと悪玉に豹変してしまう「日和見菌《ひよりみきん》」も存在しています。いわば**腸の中は善と悪、それにふつうの菌が混在**していて、それはまさに人間社会にも似ています。

人間の社会でも悪が根絶できないように、腸の中でも「悪玉菌」を一掃することは不可能です。逆に悪玉菌もときには宿主に有益な働きをしているのですから、大切なのは三者のバランスをとることなのです。「善玉菌いっぱい、悪玉菌少々、日和見菌適宜」という腸内バランスが理想なのです。

ビフィズス菌は「年齢とともに減ってしまう」

腸内フローラを理想の〝花畑〟にするにはビフィズス菌などの「善玉菌」を増やすことが必要です。

赤ん坊の腸内フローラは「善玉菌」で埋め尽くされています。それをもたらしている最高の〝栄養剤〟は母乳です。母乳で育てられた赤ん坊の腸内細菌は95～99パーセントがビフィズス菌で占められているのです。

もともと赤ん坊の腸内にはビフィズス菌が圧倒的に多いのですが、人工乳よりも母乳で育てられた赤ん坊のほうがビフィズス菌は多くなります。**母乳で育った赤ん坊が病気になりにくい理由**はこのあたりにあると考えられます。

しかし、離乳食を摂るようになるころから「悪玉菌」が増えるようになります。それ以降、意識的にビフィズス菌を摂るような食事をしなければ、一定量以上の「悪玉菌」が腸内に棲み続けることになるのです。

赤ん坊のように、つねに腸内にビフィズス菌が多い状態であれば、大人になってもアトピーなどの病気にかかる率も低くなり、「幸せ物質」も多い状態になります。「ああ、今日も空がきれいだな」という気持ちになった程度でも、脳が十分に幸せを感じられるような状態に腸が作ってくれるのです。

ところが、**年齢を重ねることによってビフィズス菌は減少**していきます。「経年変化」といってしまえばそれまでですが、特に成年期から老年期にかけて減少が著しくなり、高齢者の3割近くはビフィズス菌がまったくなくなってしまう例もあります。

反対にウェルシュ菌などの「悪玉菌」が目立つようになるのですが、このような腸内フローラでは当然、「幸せ物質」も少なくなってしまいます。

しかし、これはあくまでも一般的な傾向であって、腸内フローラの状態は個人差が大きいのです。60歳、70歳になってもビフィズス菌などの善玉菌が多い人がいる一方で、若いのに悪玉菌がたくさんいる人もいます。

これはあるテレビ番組で観たことですが、登場した若い女性の腸内細菌に占めるビフィズス菌の量はわずか0・01パーセントしかありませんでした。ふつうは10～15パーセントくらいですから、驚くほど少ない量です。さらにもっと驚いてしまったのは、その女性の食生活でした。なんとご飯を炊いたことがなく、お菓子ばかり食べていたのです。

この女性が特別かといえば、似たような食生活をしている若い人が増えている気がします。そう感じさせるのは、最近の日本人の便の少なさです。

食べ物の栄養分が吸収されるのは主に小腸で、小腸で吸収されないものは大腸に送られます。大腸でも吸収されなかった「残りカス」が直腸に送られ、いったん溜められます。これが便です。直腸にとどまっている時間は24～27時間ほどで、ある一定量に達すると脳に信号が送られ、排便されます。

前述したように、戦前の日本人の平均的な便は400～350gほどでした。それが食生活の変化などで現在は200～150gに減少し、なかには100gに満たない人も出ています。

慢性的な便秘に悩む人は増加していて、便秘薬のコマーシャルがこれほどテレビで流れている国は日本しかないのでは、と思ってしまいます。

「便通異常」はいますぐ改善しよう!

なかでも特に増加の目立つ便秘が、検査をしても異常が見つからないのに便秘と下痢を繰り返す「**便通異常**」です。代表的な「過敏性腸症候群」や「機能性便秘」という症状が広く知られるようになりました。これらは21世紀になってから増えています。

なぜ、〝排便事情〟がこのような状態になってしまったのか……。その一つはこでもストレスが考えられています。

排便と深く関わっている腸管の運動は、自律神経によってコントロールされています。自律神経の中の副交感神経がアクセル役となって下痢を起こすシグナルを送っているのです。

もう一つの交感神経はブレーキの役を担っていて、便秘を起こすシグナルを送っています。通常は、この両者がバランスよくアクセルとブレーキの機能を果たしているのですが、ストレスによってそのバランスが崩れ、便通異常を引き起こしているのです。

便通異常が起こると、急性下痢のときばかりではなくて、慢性便秘のときでも腸内細菌数が減少していることが確認されています。特に由々《ゆゆ》しき問題なのは善玉菌の大幅な減少で、便通異常は腸内フローラに大きな打撃を与えているのです。

現在、生まれてくる赤ん坊のなんと40パーセント以上が、アトピー性皮膚炎か気管支ぜん息にかかっています。5人に2人以上というのは深刻な状態だと私は思うのですが、便通異常が原因で十分な排便ができない女性が多い昨今では、これも当たり前のような感じがします。

「お腹の調子がよくなる」おすすめ3品

では、便通をよくするにはどうしたらいいのでしょうか？

まず、**朝起きたら、すぐに冷たい水を一杯飲む**こと。これは排便するために重要な朝の儀式です。また、朝の散歩、軽い運動は血液循環をよくし、大腸の蠕動《ぜんどう》をよくします。そして朝食を終えたら、トイレに入る習慣をつけましょう。

また便秘を防ぎ、便通をよくするには日ごろから食物繊維を十分に摂ることが大切です。食物繊維が含まれ、腸を刺激し、排便を促すものとして、あずき、くわい、ごぼう、ニンニク、さつまいも、さといも、セロリ、納豆、おから、たけのこ、れんこんなどがあります。

その中からいくつか便秘に効果的な食べ方レシピを88〜89ページに紹介しておきましたので、参考にしてみてください。また、〈ヨーグルト寒天〉〈焼きバナナ〉〈ねばり3兄弟納豆〉もいいでしょう。

〈ヨーグルト寒天〉

ヨーグルトに寒天を加えたデザートは免疫力を高め、善玉腸内細菌を育成します。

便通を良くするおすすめ3品

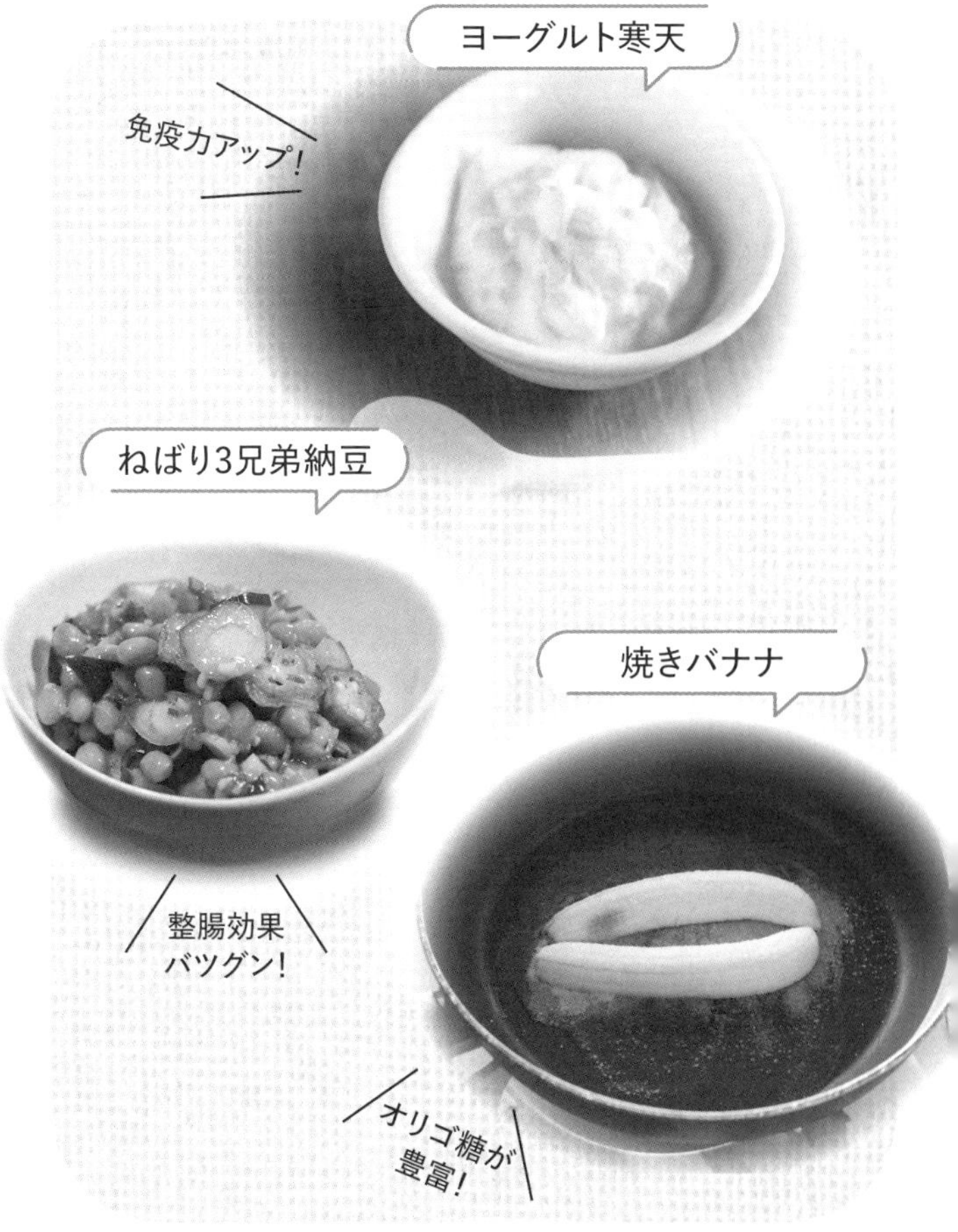
ヨーグルト寒天
免疫力アップ!
ねばり3兄弟納豆
焼きバナナ
整腸効果
バツグン!
オリゴ糖が
豊富!

〈焼きバナナ〉

バナナを焼いて食べます。

焼くことによって、バナナに含まれているオリゴ糖が増え、それが善玉菌の餌となって増え、バナナに含まれている食物繊維が排便力を助けてくれます。

〈ねばり3兄弟納豆〉

納豆・めかぶ・オクラをいっしょに混ぜて食べます。

めかぶにはアルギン酸やフコイダンなどの食物繊維が含まれています。オクラのねばり成分には多糖類以外にも「ペクチン」という食物繊維が含まれており、これには整腸作用もあり、下痢、便秘を防いでくれます。

度を越した〝清潔志向〟は逆効果です

便通異常で腸内の善玉菌が減った状態では、胎児に十分な免疫力を与えることは不可能といわざるをえません。

むかし、母親が原因で子どもがかかる病気のことを「**母源病**」といっていました。アトピー性皮膚炎や気管支ぜん息の相当数はまさしく「母源病」の最たるものだといえます。

人間の世界では、母親が子どものアレルギー症状を助長してしまうという深刻な状況が起きています。動物の世界では自然に合った形で子育てが行われ、その原始的ともいえる子育て法は、私たちに多くの教訓を与えているような気がしてなりません。

たとえば、生まれたてのコアラの子どもは母親の糞をなめる習性があるそうです。コアラの主食であるユーカリの葉は赤ん坊にとっては毒素が強すぎるのですが、それを中和させるためには親と同じくらいの腸内細菌が必要なのです。それを知っている母親は、あえて自分の糞をなめさせているのでしょう。

これはけっしてめずらしい行為ではなくて、パンダの子どもも成長の過程で母親の糞をなめる習性があります。やはり、主食の笹の葉の消化・吸収をよくするために腸内細菌を整えることが必要だからです。

考えてみると、人間の赤ん坊も同じような行為をしています。盛んにいろいろなものを口に近づけ、なめようとする行為を続けます。

それは単に好奇心から出てくる行為ではなくて、**自分自身で腸内細菌を増やそうとしている**、と考えられます。まさに本能から出た行為であり、それは生き物に共通する欲求だと思います。

それなのに、周囲が「ばっちい」「汚いからダメ」となめる行為をすべてストップさせてしまったら、本来育つべき子どもの腸内細菌は育ちません。

ここ十数年、日本ではずっと「清潔信仰」が強まり、私の目から見ると少々、常軌を逸している観さえあります。

いまは新型コロナウイルス感染症の影響で仕方がない面もありますが、それ以前から、赤ん坊が手にしたり、口にしたりするものはすべて煮沸消毒。年がら年中ウエットティッシュで赤ん坊の手を拭いているお母さんも目立ちます。

母乳を与える際にも、まるで〝儀式〟のように乳首を消毒綿で拭いているお母さんもいます。これでは赤ん坊に必要な腸内細菌は育ちません。

このような清潔偏重の生活習慣は子どもにも引き継がれ、腸内細菌の数が少なく、特に善玉菌の少ない大人になってしまいます。そうすると、当然、セロトニン、ドーパミンという「幸せ物質」も少なくなってしまうのです。

新型コロナウイルス感染症を防ぐという意味では仕方がない面もありますが、あまりにも極端な清潔志向は子どもを不幸にしかねない、ということは覚えておいてください。

オリゴ糖は「幸せ物質を増やす」特効薬！

では、これらの「幸せ物質」腸内細菌を増やすにはどうしたらいいのでしょうか。

わかりきったことですが、大切なのは「食事法」です。

特に、健康に役立ち、「幸せ物質」を増やす上で「**プロバイオテックス**」という方法に注目が集まっています。

悪玉菌が増え、善玉菌が減少している腸内フローラの状態を改善するには、「生きた細菌類」を用いることが手っ取り早い方法といえます。腸の中にビフィズス菌や乳酸菌をダイレクトに入れることによって腸内フローラを整えるのです。

このように、**乳酸菌やビフィズス菌を直接体内に取り入れること**を「プロバイオテックス」といいます。

難しいことはありません。要は乳酸菌やビフィズス菌が含まれるヨーグルトや健康飲料などを摂取すればいいのです。

ただ、少しだけ注意が必要です。それは、大部分の乳酸菌やビフィズス菌が腸に届く前の胃で死んでしまうということです。乳酸菌などは胃酸に弱く、その約90パーセントは腸に届いていないのです。

「なんだ、毎朝頑張ってヨーグルトを食べ続けたのに」

と落胆している人がいるかもしれません。

この善玉菌の弱点を補うために、胃酸に強いL・カゼイ・シロタ菌をはじめとする**「生きたまま腸に届く乳酸菌やビフィズス菌」**が含まれたヨーグルトなども発売されています。

これらの菌が入っている商品を選ぶことも一つの方法ですが、あまり神経質になる必要はありません。いくら腸に届く前に、胃の中で死滅してしまっても、それを取り入れることで十分、腸内フローラにいい影響を与えているからです。

最近の研究によると、ビフィズス菌などが胃で死んだとしても、これらの細菌類が棲みついていた溶液が腸に届き、それが腸にいるビフィズス菌などの善玉菌を増やしていることがわかってきたのです。

つまり、日々食べたり、飲んだりして摂取している乳酸菌やビフィズス菌はけっして〝無駄死に〟することなく、腸内フローラの環境良化に大いに貢献していたことになります。

この研究成果をもとに、生きた細菌ばかりではなく、死んでしまうことも想定した上で乳酸菌などを取り込もうとする動きが出ています。これを「**プレバイオテックス**」といいます。

善玉菌の餌になるオリゴ糖、糖アルコール、水溶性食物繊維（こんぶ、わかめなどの海藻類、りんごなどの果物）、プロピオン酸菌による乳清発酵物などを使って善玉菌を増やす試みが続けられています。

オリゴ糖はでんぷんや砂糖、大豆、乳糖などを原料にして作られる小糖類のことをいいます。熱や酸に強い特性を持つことから、胃酸や消化酵素によって分解されず、腸まで到達しやすい頼もしい存在です。

日本栄養学会のデータによると、腸内細菌に占めるビフィズス菌の割合は、オリゴ糖を飲む前は17・8パーセントでしたが、飲用した1週間後は38・7パーセントに、2週間後には45・9パーセントにまで増加しています。ところが、飲用を停止してしまうと1週間でほぼ前の状態に戻ってしまいました。

腸内細菌を増やし、**セロトニンやドーパミンという「幸せ物質」を増やすにはオリゴ糖を日常的に摂取することが重要**なのです。

オリゴ糖を多く含む食品は、大豆、ごぼう、タマネギ、ニンニク、アスパラガスなどの野菜類。これらを積極的に食べて「幸せ物質」を増やしましょう。

オリゴ糖が腸内細菌を増やす

オリゴ糖を摂取すると、こんな変化が！

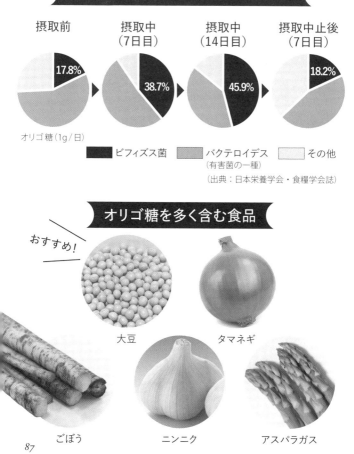

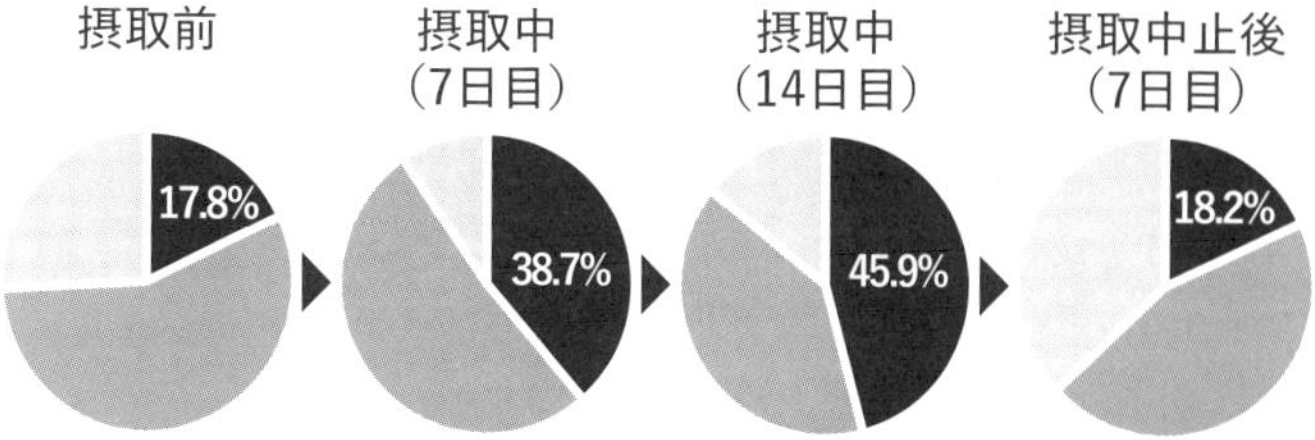

ビフィズス菌　バクテロイデス（有害菌の一種）　その他

（出典：日本栄養学会・食糧学会誌）

オリゴ糖を多く含む食品

おすすめ！

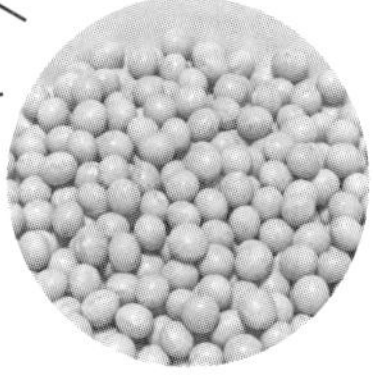

大豆

タマネギ

ごぼう

ニンニク

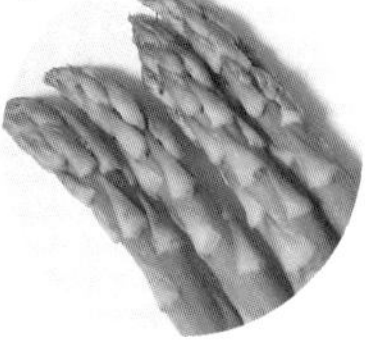

アスパラガス

食物繊維たっぷり！「便秘を防ぐ食べ方」レシピ

〈マッシュあずき〉

（材料）あずき・塩・こしょう・ミルク

（作り方）マッシュポテト同様、煮たあずきを裏ごしして、塩、こしょう、ミルクで味つけ。

※サポニンが便通を促す。利尿にも効果的。

〈くわいの2色和え〉

（材料）くわい・卵・パセリ

（作り方）茹でた卵の黄身と白身を別々に裏ごしする。それを茹でたくわいにかけ、パセリをそえる。

※くわいのカリウムは高血圧予防、改善にもいい。

〈さつまいもとりんごの重ね煮〉

（材料）さつまいも・りんご・レーズン・シナモン

（作り方）りんごとさつまいもを薄切りにし、レーズンやシナモンといっしょに鍋に交互に重ねていく。これをゆっくり弱火で煮る。

※さつまいもを切ったときに出る白い汁の成分はヤラピンといい、便をやわらかくする。

〈にら納豆のから揚げ〉

（材料）納豆・にら・小麦粉

（作り方）にらと納豆を細かくきざみ、混ぜる。それに小麦粉を少量加える。これをスプーンでひとすくいずつとり、高温のごま油で揚げる。レモン汁か酢じょう油で食す。

※納豆はさつまいもの2倍以上も、食物繊維を含んでいる。

2 日本の伝統食は「腸内細菌を増やす」優良食

日本伝統の「発酵食品」で腸内環境を整える

では、具体的に腸内細菌を増やし、セロトニンやドーパミンをたくさん脳に送るためには、どのような食べ方をしたらいいのでしょうか。

答えは簡単です。**「日本の伝統食への回帰」**、これを実行することで腸内フローラは見事に活性化するのです。

腸内フローラの状況を悪化させている大きな原因はストレス。日本食はストレスに対する抵抗力を高めることが確認されているのです。

ストレスが高まると、体内では代謝の機能が低下し、これが肥満の一因になっています。肥満になると、脂肪の燃焼を促進するアディポネクチンが出にくくなり、細胞は肥満し老化します。これがさまざまな生活習慣病の引き金になるのです。

代謝の異常は細胞のみならず、あらゆる体の器官に影響を及ぼし、当然、腸内細菌の異常にもつながります。つまり、悪玉菌が増え、善玉菌の量が低下するのです。

東北大学の宮澤陽夫《てるお》教授らによるネズミを使った実験があります。「現代の日本食」「欧米食」、野菜や大豆などを用いた「伝統的な日本食」が、それぞれストレスや代謝などの遺伝子にどのような影響を与えているのか——といったものです。

その実験によると、現代の日本食を食べたネズミは、欧米食のネズミよりも遺伝子の修復や解毒酵素などのストレスに対応する遺伝子の発現量が少なく、脂質などの代謝に関わる遺伝子発現量は多くなっていたのです。欧米化しているとはいえ、現在、われわれが摂っている食事は欧米食よりも代謝を促進してくれるのです。

しかし、伝統的な日本食と比べると、その差は非常に大きいといえます。実験で使った伝統食は日本人が１９６０年ごろに食べていたものです。それは現代の日本食よりもストレスを軽減させる効果が認められ、代謝に関係する遺伝子の発現量も多くなっていたのです。

日本食の美点として、脂質が少ないにもかかわらず、代謝を上げ、コレステロールを蓄積しにくい特徴があります。それが実験結果でも示されたわけです。

肥満防止にもつながり、ストレスの悪影響を受けにくい――日本食の〝ヘルシーさ〟が世界中で定着しつつあるのも当然の結果なのです。

日本の伝統食の特徴として、もう一つ忘れてはならないのは植物性乳酸菌などの発酵菌です。

代表的な日本の伝統食には、**しょう油、味噌、漬物などの発酵食品**があります。これらから作り出される発酵菌は乳酸菌と同じように腸の中で酸を作ります。その結果、ストレスなどで乱された腸内環境を整え、善玉菌がたくさんできるようになります。当然、セロトニン、ドーパミンという「幸せ物質」も増えるわけです。

世界の長寿国として知られている国々では、発酵食品が日常の食生活の中にしっかり定着しています。たとえば、世界の中でも長寿圏として知られているカフカス地方に位置するグルジア共和国では、ほとんどの家庭で三食、乳酸菌によって作られた自家製のヨーグルトを食べています。

残念なことに、グルジアの人々のセロトニンやドーパミンの量を測定したデータはありません。しかし、世界中でもトップクラスの長寿を維持している人々の腸は、理想的な腸内フローラになっていることは間違いないでしょう。だからこそ、世界でも類を見ないほど、長年、健康で長寿の暮らしが続けられるのです。

日本でもヨーグルトを食べる習慣が増えているようですが、あえてヨーグルトを毎朝、食べる必要はありません。日本には世界に誇れる伝統食があるのですから、それを食べるように心がければいいのです。

日本の伝統食は**世界に冠たる「長寿食」**なのです。

結局、「和食中心」の食生活が健康に一番

考えてみると、私たちの上の世代（戦前・戦中）はごく当たり前のように日本の伝統食を食べていました。もちろん、ハンバーガーなどのファストフードは存在せず、欧米化した食生活とは無縁でした。漬物以外では生野菜を食べる習慣もほとん

どなかったと思われます。

一汁三菜という言葉がありますが、日々の献立はご飯と味噌汁、それに焼き魚とほうれん草のおひたし、漬物というようなメニューだったのではないでしょうか。惣菜には納豆、豆腐、油揚げといった大豆食品も多く並んでいたはずです。

そんな世代の暮らしぶりを思い出してみると、なんとなく〝のほほん〟とした幸せに包まれて暮らしていたような気がしてなりません。今のように便利な電化製品はないわけですから、生活はずっと不便だったと思います。それでも人々は笑みを絶やさず、家族や友人、知人との会話を楽しみながら暮らしていたのです。

小さなことでいさかいを起こさず、心穏やかな「幸せ感」に浸っていたのではないでしょうか。豊富な腸内細菌が作り出す「幸せ物質」によって日々健康な暮らしを続けることができ、その結果として長寿を実現させることができたのです。

日本の伝統食を食べ続けることによって、私たちの上の世代は理想的ともいえる腸内フローラを形成していました。それを何より物語っているのが便の量の多さで、**戦前、戦中の世代の人の便の量は、現代の人よりも2、3倍ほどもあった**のです。

便の量が多ければ、吸着して排出してくれる有害物質も多いことになります。それによって腸内は悪玉菌が減少し、ビフィズス菌などの善玉菌が増えます。当然、セロトニン、ドーパミンといった「幸せ物質」も増えます。私たちの上の世代の表情が柔和で幸せそうだったことに納得がいきます。

それとは対照的に現代は、「ムカつく」「キレる」と怒りを表す言葉が氾濫《はんらん》しているように、私たちの生活は小さなことにイライラし、怒ることが少なくありません。穏やかな表情を浮かべることの多かった上の世代とは好対照です。その原因は本来あるべき腸内の「幸せ物質」が少ないからではないでしょうか。

腸内環境を向上させ、セロトニン、ドーパミンなどの「幸せ物質」を増やすには、**腸内細菌の大好物であるオリゴ糖を摂取することが早道**です。

ビフィズス菌を増やすオリゴ糖の摂り方レシピの一例を99～100ページに紹介しておきましたので、参考にしてみてください。

また、食物繊維を豊富に含むイモ類は、腸内細菌の餌になるだけではなくて、腸内の悪玉菌などを便として排出するのに効果を発揮することは前述したとおりです。

ぜひ、これらの食品を意識的に食べることによって乳酸菌やビフィズス菌が棲みやすい腸にし、セロトニンやドーパミンの発達を促しましょう。

「旬の食材」で季節ごとの恵みをいただこう!

伝統的日本食のような「ヘルシー食」と対極に位置するのが、アメリカ人の食生活というイメージがあります。

毎日のようにステーキを食べ、ハンバーガーやフライドチキンなどのファストフードはおやつ代わり。野菜嫌いで、食後にはバタークリームたっぷりのスイーツも食べる……そんなイメージが定着していますが、**これは事実とはまったく違います。**

アメリカでは1991年から「毎日5皿以上の野菜と果物を摂れば、がん、心臓病、高血圧、糖尿病などの生活習慣病のリスクが低減できる」という「5A DAY」運動が官民一体ではじまりました。

当初、肉好き、ファストフード好きのアメリカ人では、この運動は〝絵に描いた餅〟で終わるのではないか、と冷ややかに見られていました。ところが、そんな疑問をアメリカ国民は一蹴してみせました。運動開始後、3年ほどくらいから明らかに野菜、果物、マメ類の摂取が増加し、その成果として**がんの発症率と、がんによる死亡率が目に見えて減少**してきたのです。

しかも驚くことに、アメリカ人と日本人の一人当たりの野菜の摂取量は1995年からアメリカが上回り、この年のがんの死亡率も日米で逆転しました。

いまではアメリカ人は日本人の約1・2倍の野菜を食べ、がんの死亡率もアメリカ人が日本人よりも低くなっているのです。

野菜類やマメ類がなぜ、がんの抑制に効果を発揮しているのか、さまざまな研究が行われました。注目されたのは植物性食品に含まれる「**フィトケミカル**」という化合物です。いまや健康食品の代名詞ともいえる「フィトケミカル」には、次のような成分が含まれています。

①植物の葉、花、茎などに含まれるポリフェノールという色素成分。

②緑黄色野菜や海藻などに含まれるカロテノイドという色素成分。
③ねぎ類の香りの成分と、だいこん、わさび、からし菜などアブラナ科の野菜に含まれるイオウ化合物の辛味成分。
④ハーブやかんきつ類の香りや苦味成分に含まれるテルペン類。
⑤キノコ類に含まれる不消化多糖類のβ‐グルカン。

こうして見ると、④のハーブやかんきつ類を除くと、すべての成分が伝統的な日本食に含まれていることがわかります。

④に関しても、細密なデータはありませんが、日本食の食材にも大葉や春菊などの香草や、柚子《ゆず》、橙《だいだい》などのかんきつ類があります。

また、むかしからわが国では〝旬のもの〟を楽しむ食習慣がありましたが、季節ごとの自然の恵みは、知らず知らずのうちに、日本人の健康・長寿に大きな貢献をもたらしてきたと考えられます。

そして、それらの食材は腸内細菌を活性化することで、セロトニン、ドーパミンという「幸せ物質」もたくさん脳に送り出していたのです。

ビフィズス菌を増やす「オリゴ糖の摂り方」レシピ

〈大豆の変わり煮豆〉

（材料）大豆・にんじん・ごぼう・だいこん

（作り方）水煮した大豆をにんじん、ごぼう、だいこんといっしょに、こんぶのだし汁でコトコトじっくり煮る。

〈ごぼうとむしエビのごまマヨネーズ和え〉

（材料）ごぼう・エビ・ごま・マヨネーズ

（作り方）エビのからをむいて茹で、すりこぎで叩いて平らにする。一尾を2～3切れに手でむしって分けておく。ごぼうは長さ4～5センチの棒状に切って茹でる。このエビとごぼうにごまとマヨネーズを混ぜ合わせて、サラダにする。

〈ニンニクのスタミナ納豆〉

（材料）納豆・卵黄・なめこ・だいこんおろし・青のり・おろしニンニク・しょう油

（作り方）納豆に卵黄、なめこ、だいこんおろし、青のり、おろしニンニク、しょう油を少々入れ、よくかき混ぜる。

〈アスパラガスと鶏胸肉の梅ごまマヨネーズ〉

（材料）アスパラガス・鶏の胸肉・白ごま・梅干・マヨネーズ

（作り方）アスパラガスは軽く焼き、鶏胸肉をサッとゆがいておく。白ごま、梅干しの果肉をすりばちですり、これに少量のマヨネーズを混ぜ合わせたドレッシングをかけてあえる。

3 腸内環境を整える「植物性食品」の食べ方

日本人の体には「植物性食品」がフィットする

人体は植物を食べるようにできている、という説があります。

宮崎大学の故・島田彰夫名誉教授は、「消化酵素を調べるとヒトの食性は植物食である」「ヒトはサルから進化したが、その進化の過程をみても、どうしてもヒトは植物食になる」と述べています。

私は特にベジタリアン的な食生活を支持していませんし、動物性たんぱく質を摂取することの重要性も認めていますが、「人類はごく最近まで、もっぱら植物を食べていたのではないか」という島田先生の言葉には考えさせられます。

草食と肉食に関しては、もう一つ注目される研究結果が出ています。それは日本大学の小沢友紀雄教授らが中国北西部の新疆《しんきょう》ウイグル自治区で行った調査です。

新疆ウイグル自治区に住む民族は13を数えます。その中で農耕生活を主にしているウイグル族は、ロシアのカフカス地方の人々と肩を並べるくらい長寿で知られています。

一方で新疆ウイグルの中で比較的、短命者が多かったのは、多くが牧畜生活を営んでいるカザフ族だったのです。

両者の食生活を調べたところ、ウイグル族は菜食を中心とし、カザフ族では毎食のようにヤギのミルクにお茶を入れ、それに塩を加えて飲んでいました。

生物学的にいうと、生物の個体には遺伝情報がすべて含まれています。

一方で、生物は環境からさまざまな影響を受け、ときには損傷を被り、その修復を繰り返します。その過程で生物は自らの遺伝子の中に、あらゆる損傷に対抗する**「治癒力の情報」**を蓄積してきました。

その「治癒力」の情報を、私たちは植物性食品を通して得てきたと想像できます。

食生活も植物を中心にしたほうが自然に逆らわないのです。

「灯台下暗し《とうだいもとくら》」とはよくいったもので、日本人は本来、植物中心の食事をしていました。それが当たり前だったため、当たり前のよさに気づかず、忘れがちになっていたのです。

そのうち、欧米の食材や食文化が〝輸入〟され、若い人を中心にあっという間に食生活の欧米化が定着していきました。

脂質の多い肉食や高カロリーのファストフードが大盛況です。いまの若い人は、アメリカ人以上にアメリカ人的な食生活を送っているのかもしれません。

「がん細胞を抑制する」最強食ベスト3

ところが皮肉なことに、高カロリー・高脂質の「本家」であるアメリカが、日本食への評価を高めるようになったのです。

その背景にあるのは、偏った食生活が招いた肥満、高血圧などによる生活習慣病の増加ですが、アメリカでは「むかし、日本人が食べていた食生活を見習おう」という運動まで起きたのです。

その一つの具体例に、アメリカ国立がん研究所が作った「デザイナーフーズ・ピラミッド」があります。

同研究所は疫学調査の結果、植物性食品ががん細胞を抑制することを発見し、がんを予防する食品と食品成分を効能順にまとめました。そのピラミッドの頂点には、**ニンニク、キャベツ、大豆、ショウガ、にんじん**などが並んでいます。

これらの食品はいずれも前に述べた「フィトケミカル」に含まれます。

フィトケミカルに共通するのは、「抗酸化作用」を持っていること。抗酸化作用は老化やがんの予防につながるといわれています。

発がん物質は体内で強い酸化力を持つ活性酸素を生成しているのですが、フィトケミカルはこの**活性酸素を弱める働き**を持っているのです。

フィトケミカルと称される植物性食品は、抗酸化作用を持つと同時に、腸内細菌を整える効果も持っていると考えられます。

つまり、それは「幸せ物質」を作りやすい環境と同じです。フィトケミカルを積

がんを抑える最強食は？

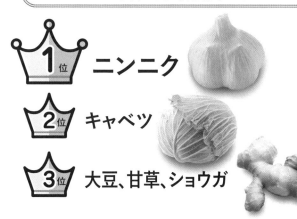

1位 ニンニク

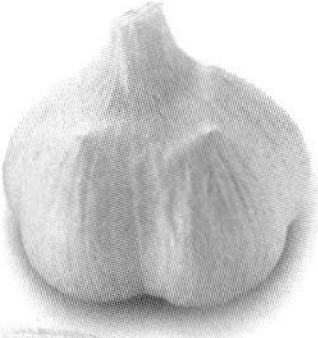

2位 キャベツ

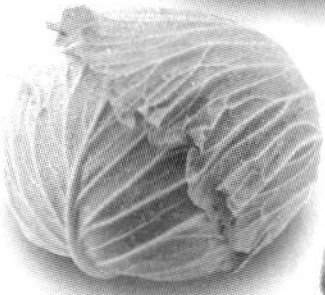

3位 大豆、甘草、ショウガ

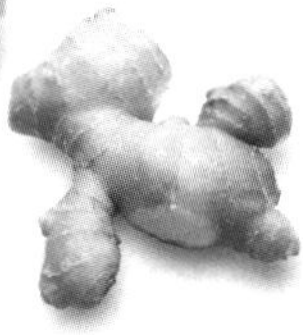

4位	セリ科植物（にんじん、セロリ、パースニップ）
5位	タマネギ、お茶、ターメリック
6位	玄米、全粒小麦、亜麻
7位	柑橘類（オレンジ、レモン、グレープフルーツ）
8位	ナス科植物（トマト、ナス、ピーマン）
9位	アブラナ科植物（ブロッコリー、カリフラワー、芽キャベツ）
10位	メロン、バジル、タラゴン、エンバク
11位	ハッカ、オレガノ、キュウリ、タイム、アサツキ
12位	ローズマリー、セージ、ジャガイモ、大麦、ベリー

極的に摂取することは「幸せ物質」をより多く作ることにつながるのです。

豆腐、納豆、味噌……「大豆食品」は理想の健康食

「デザイナーフーズ・ピラミッド」によると、がん予防の可能性の高い食品の上位に大豆が含まれています。

大豆を利用した食品は伝統的に日本人に愛され、古くから**豆腐、納豆、味噌、しょう油**などに用いられてきました。

日本人の食生活と大豆は切っても切れない縁があったわけです。

最近、**イソフラボン**という言葉を聞く機会が増えていると思います。これは大豆に含まれている成分の一つ。女性ホルモンと関連して起こるとされている乳がん、卵巣がん、子宮がん、そして前立腺がんの発生を抑える効果が注目されています。

この大豆イソフラボンのことは知っている人が多いと思います。でも、じつはイソフラボンは腸内細菌の働きによって、「エクオール」という重要な物質に変えら

れることを知っている人は少ないと思います。

エクオールという物質は強い抗ガン作用のある物質で、この物質が女性のがんのみならず、男性のがんの発生を抑えていたのです。

ところが、大豆の摂取量は特に若い人で減っています。さらに、若い人の腸内細菌も減ってきました。

それを示す調査結果があります。エクオールの交換は50代以上の日本人の約半数で行われていますが、学生は20～30パーセントほどしかできていないのです。

この理由として考えられるのは、食の欧米化による弊害、つまり、大豆イソフラボンをエクオールに変える働きをする「腸内細菌の減少」です。

また、若い人を中心にうつ病、またはうつに似た症状に悩む人が増えています。

その理由には、リストラ、就職難、人間関係の希薄さなどが取りざたされていますが、欧米化した食生活も大きな理由の一つだと私は考えています。

大豆や野菜類を食べなくなったことによって若い人の腸内細菌の数は減少し、それによってセロトニン、ドーパミンといった「幸せ物質」も減っているのです。

大豆食品はイソフラボンのほかにも、植物性たんぱく質、食物繊維、ビタミンE、カルシウム、マグネシウムなど豊富な栄養素を含んでいます。なかでも植物性たんぱく質を多く含んでいることが、大豆の貴重さをクローズアップさせています。

日本人が1日当たりに必要なたんぱく質摂取量は、体重の1000分の1gといわれています。体重が65kgの人であれば、毎日コンスタントに65gのたんぱく質を摂取しなければならないのです。

「65gなんて、豚肉の薄切り一枚くらいでは」と思う人がいるかもしれません。

しかし、肉に含まれるたんぱく質は全体の数パーセントですから、これだけの量のたんぱく質を摂取するには、かなりの量の肉を食べなければなりません。

動物性たんぱく質だけでこの量を補おうとすれば、脂質やコレステロールの過剰摂取も問題になってきます。

その点、植物性たんぱく質には、これらのマイナス面がありませんから、理想的な健康食品といえる大豆の重要性がますます大きくなってくるわけです。

「海藻類」は腸内細菌を増やす貴重な食品

日本食には優れた発酵食品がたくさんあります。代表的な食品である**漬物には乳酸菌、納豆には納豆菌、味噌には麹菌**《こうじきん》がそれぞれ含まれています。

欧米化した食生活の弊害を述べましたが、もちろん西洋の伝統食にも優れた発酵食品があり、その一部は日本人もごくふつうに食べています。

よく知られているように、**ヨーグルトにはビフィズス菌**が、**チーズには乳酸菌**などが含まれています。

ビフィズス菌や乳酸菌が腸内細菌にどのようにいい影響を与えているのか……これはすでに解明されているのですが、納豆菌や麹菌が腸にどのような作用を及ぼしているかは、残念ながらまだ解明されていません。

しかし、納豆菌も麹菌も腸内細菌を増やし、腸内バランスを整えていることは間違いありません。それはとりもなおさず、腸内の「幸せ物質」を増やすことにもつながっているのです。

セロトニンやドーパミンを増やす大豆食品を日常的に食べることが大切です。

もう一つ、**大豆と並んでおすすめしたいのが海藻類**です。海藻もこんぶ、わかめ、のり、ひじきなどむかしからの伝統食として日本人に親しまれています。

海藻は、ビタミンやミネラルが豊富なことでも知られています。ここ数年の研究によれば血圧を下げたり、血栓を防止したりする働きなどによって認知症の予防につながることも期待されています。

さらに、海藻類には食物繊維が多く含まれていますので、腸内細菌を増やし、「幸せ物質」の生成にも期待が高まります。

むかしの日本人の朝食はご飯と味噌汁、のり、納豆に漬物あたりが定番でした。味噌、納豆、漬物は優秀な発酵食品で、腸内フローラを理想的な状態に近づけてくれます。味噌汁の具にはわかめや豆腐が多く入っているのですから、これらがまるで一体となって「腸内環境改善チーム」を作っているような観さえあります。

こんな伝統的日本食を続けていれば、「幸せ物質」は自然と増えるのです。

日本の伝統食を食べよう!

大豆食品

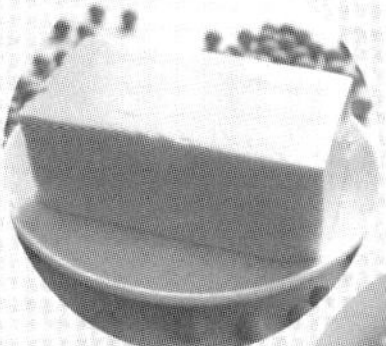

豆腐

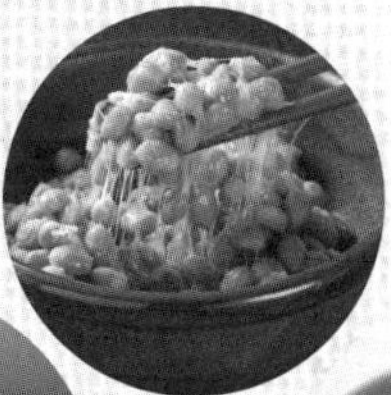

納豆

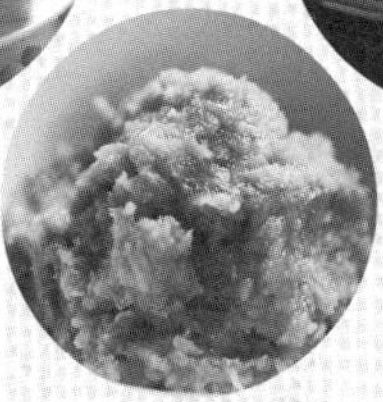

味噌

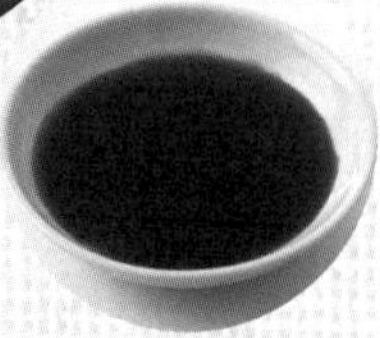

しょう油

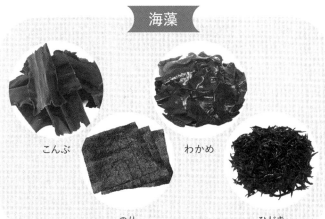

海藻

こんぶ

わかめ

のり

ひじき

「加工食品」はできるだけ避けましょう

脂質たっぷりの欧米食のほかに、腸内環境を悪化させているのが食品添加物を大量に含んだ**「加工食品」**です。

以前、合成保存料などが入った食品に対する警戒感や批判が強まった時期がありました。コンビニエンスストアで深夜、弁当やおにぎりに添加物を〝散布〟する画像が流されたことがきっかけです。

大手のコンビニ・チェーンは慌てて添加物などの使用自粛を表明し、この問題はいつの間にか消え去ってしまったかのような印象があります。

しかし、問題の実態は少しも変わっていません。加工食品には依然として、合成着色料、合成保存料、発色剤、結着補強剤など、多種類の食品添加物がたくさん使われています。

最近の曖昧な風評として「食品添加物も改良を重ね、人体に悪い影響を及ぼさないものが使われている」というような説が流れているようですが、それは不確かな情報といわざるをえません。

たしかに一定の安全基準を満たしているかもしれません。ただ、複数の添加物を同時に摂取した場合や、長年にわたって摂取し続けた場合の弊害は確かめようがないのです。

急増しているアトピー性皮膚炎や花粉症の原因の一つに、食品添加物を挙げている専門家もいるくらいです。

多くの研究者が行っている実験でも、**合成着色料、合成保存料、発色剤、結着補強剤など、すべてが腸内細菌の発育や増加に悪影響を及ぼしている**ことが確認されました。特に合成保存料は、食品に付着した細菌の増殖を抑える物質なので、これを摂取し続けると腸内細菌のすべてが元気を失い、腸内フローラは大きな損傷を受けることになります。

味噌汁、納豆などに含まれる麹菌や納豆菌を食べている人と、さまざまな食品添加物が混入した加工食品を食べている人では、体の健康、心の健康に大きな差が出てくることは否定のしようがありません。

加工食品ばかり食べている人は、がんなどの生活習慣病になるリスクが高く、うつ病など心身症になる確率も高まります。何よりセロトニン、ドーパミンという「幸せ物質」が作られにくく、不健康な環境で生きることになってしまうのです。

大量生産、大量販売によって加工食品はどこでもいつでも手軽に買うことができます。しかし、安易に食べ続けていると、腸、体、心すべてに悪影響を及ぼすことを忘れてはなりません。

「サプリメント」は摂りすぎに要注意

ここ数年、大腸がんにかかる日本人が増えています。

従来、日本人に多いがんの筆頭は胃がんで、これは主に塩分摂取の過多が大きな理由とされていました。塩分の多い漬物や味噌汁を特に好む東北地方に胃がんが目立っていたのもそんな背景がありました。

しかし、相対的に胃がんが減少傾向にあるのに対して、じわじわと増え続けているのが**大腸がん**です。

原因として多く指摘されているのが食事の欧米化です。高カロリー、高脂質の食事が大腸に負担を与え、がんになりやすい環境を作っています。

大腸がんを効果的に予防するには、腸内環境を良くする**乳酸菌やビフィズス菌といった腸内細菌の善玉菌を増やすこと**です。さまざまな乳酸菌飲料やビフィズス菌を含む飲料や食品も売り出されています。

ビフィズス菌は胃酸に弱く、腸に届く前に胃で死んでしまうことが多いのですが、現在は胃酸に強く腸まで届くビフィズス菌が入った飲料なども発売されています。これらを上手に利用することも腸内細菌を整える上で効果的です。

腸に作用するこれらの飲料や食品とは別に、サプリメントへの需要も高まっているようです。偏った栄養や不規則な食生活、運動不足、ストレスとそれらが招く疲労、不眠などを解消するためにサプリメントを利用する人が増えています。最近では食事の代わりにサプリメントを使う人もいます。

サプリメントは、ビタミンやカルシウムを主体とした栄養系と、漢方薬、ハーブなどの薬用系に大別されます。さらに、サメの軟骨やミツバチなどから摂取したプロポリスなど、非常に多くの種類があるのも特徴の一つです。

サプリメントは天然由来のものですから、基本的に体に害を与える可能性はほとんどありません。ただし、**摂りすぎには注意が必要**です。水溶性サプリメントは摂りすぎても尿で排出されますが、非水溶性は体内に蓄積されてしまいます。

使用量が多すぎて肝機能障害を起こしたり、服用している他の薬の効果に影響を及ぼすこともありえますから、定量を守って利用することが大切です。

私は、本来の食事の中で必要な栄養素を摂っていくことが正しい食事法だと考えています。

さまざまな食品添加物や合成剤が混入している加工食品をできるだけ避け、自然の食材を使った食事を続けていくことが健康や長寿には欠かせません。そういう食習慣が腸内環境を整え、腸内細菌を元気にするとともにセロトニンやドーパミンなどの「幸せ物質」を増やすのです。

しかし、多忙な現代社会では十分に料理をしたり、食事をしたりする時間がとれないのも事実です。また、高まるストレスに対して食事だけで栄養を補給することが難しい状況も考えられます。

そんなケースでサプリメントを用いることに、私は反対しません。その場合は、「幸せ物質」の生成を促進させる乳酸菌やビフィズス菌と併用しながら他のサプリメントを利用するのがいいと思います。

「よく噛んで食べる」だけで、健康になる

これまで、植物性食品を中心にした食べ方をおすすめしてきました。

ただ、私は必ずしも菜食主義を唱える立場にはいません。人体にとって適度な中性脂肪やコレステロールは必要であり、肉や魚から動物性たんぱく質や脂肪を摂ることは大事なことです。

特に60歳を過ぎたら、**赤身の肉は週に1回は摂ったほうがいい**でしょう。週3回

以上は、免疫力を低下させてしまいますので要注意です。

これらの「栄養補給はサプリメントよりも食物で摂ることが理想です。その理由の一つに「**噛むこと**」の大切さがあります。私は「ひと口30回は噛みましょう」といっています。

以前、NHKの『ためしてガッテン』という番組で、認知症で歩くこともままならない人に義歯を作り、よく噛むことを続けさせたところ、歩けるようになり、畑仕事もできるようになったことが紹介されていました。噛むことによって、口や顎から振動や刺激が脳の海馬《かいば》や扁桃体《へんとうたい》に伝わり、それらの組織を活性化したのです。

脳生理学が専門の神奈川歯科大学の小野塚実《おのづかみのる》教授は、ガムを噛みながら作業をすると**作業効率が高まる**ことや、ガムを噛むことが高齢者の**認知症予防に効果がある**ことを明らかにしています。噛むことで記憶獲得指数が上昇したのですが、そのとき脳の前頭前野《ぜんとうぜんや》と海馬の活性化が確認されたのです。

前頭前野は脳の中でも学習行為や計画の立案など最も知的で論理的な機能を持つ領域です。海馬は「記憶の司令塔」と称され、記憶をファイルする場所であると同時に、空間の認知能力を司る役目も果たしています。

噛むことが、前頭前野や海馬という脳の中枢を刺激し、認知症の進行を予防したり、改善したりするのですから、噛むことの重要さを改めて思い知らされます。それはとりもなおさず、毎日きちんとした食品を、しっかり噛んで食べることの重要さを物語っています。

また、噛むことは**活性酸素の消去**にもつながります。

唾液にはカタラーゼ（CAT）、スーパーオキシドジムスターゼ（SOD）、ペルオキシダーゼ（POD）などの酵素が含まれています。これらの働きによって、発がん物質を抑えています。CATとPODは過酸化水素水、SODはスーパーオキシドなどの活性酸素を消去する酵素です。

これらの酵素は噛むことによって出てくるのですから、しっかり噛むことの大切さがこのことからもわかります。噛むことが不要なサプリメントには、このような効果は期待できないのです。

活性酸素は免疫力を低下させ、がんなどの生活習慣病のリスクを高めますが、腸内細菌への悪影響も避けられません。腸内フローラの環境を悪化させ、悪玉菌を増やす一方で、善玉菌を減少させてしまいます。

脳に送られるべきセロトニン、ドーパミンという「幸せ物質」も減ってしまいます。この活性酸素を消去するには野菜、果物、マメ類、海藻類をしっかり噛むことが大切です。それが健康な生活につながるのです。

3章

腸内細菌がどんどん増える「楽しい健康習慣」

1 腸にいい「水」の選び方、飲み方

カルシウムの多い「硬水」がおすすめ

セロトニン、ドーパミンといった「幸せ物質」を少しでも多く作るためには〝防衛〟も重要なポイント。それには、活性酸素をなるべく少なくする工夫が必要です。

活性酸素は、油断していると口からも入ってきます。身近なところでは、加工食品に用いられている食品添加物やたばこが活性酸素の発生源です。

意外に思われるかもしれませんが、**水にも注意が必要**です。

特に水道水の場合、浄水場で塩素滅菌されるため、塩素が腸内フローラに大きなダメージを与えてしまいます。

具体的な水選びで大切なことは、次の3つです。

①カルシウムを多く含む水を選ぶ。
②アルカリ性の水を選ぶ。
③酸化還元電位の少ない水を選ぶ（酸化還元電位というのは、触れた肌とか腸を変化させる度合を表す数字で、高い水に触れると皮膚や腸を荒らし、悪い影響を与えます）。

そのことに気づいたのはネパールの山岳地帯に行ったことがきっかけでした。そこでは地鶏や放し飼いにされたブタが、おいしそうに水を飲んでいました。その水は山岳地帯に流れる電位の低い水です。山肌から谷川に流れ込む水は、ミネラルをたくさん含んでいたのです。

ミネラルの中でも重要な働きをするのがカルシウムです。

カルシウムは**血液中の老廃物などを体外に排出する**働きがあり、人間が生命活動を維持する上で欠かせません。その減少幅が〝危険域〟に達すると、副甲状腺はS

ＯＳ信号ともいえるホルモンを放出し、骨や歯に含まれているカルシウムを血液中に出すのです。

本来、体内に維持しておくべきカルシウムが放出されてしまうのですから、ダメージは少なくありません。年齢が高くなるにつれて発病率が高まる骨粗しょう症の原因の一つは、このカルシウムの放出にあります。

さらにやっかいなことに、ＳＯＳ信号が止まらない場合があります。

そうすると骨や歯からのカルシウム溶出がなかなか止まらなくなり、その結果、余分なカルシウムが血管壁に付着します。血管の弾力性は低下し、動脈硬化が起きやすくなり、心筋梗塞や脳卒中を起こす危険性が一気に高まるのです。

このリスクを回避するためには、**カルシウムを多く含む「硬水」を飲む**ことが効果的。血液中のカルシウム量が一定に保たれれば、副甲状腺はホルモンの放出をストップし、過剰なカルシウムが血管壁に付着する心配はなくなります。

また、カルシウムは腸に直接働きかけるため、便秘にも効果的です。

腸内フローラをいい状態に保ち、セロトニン、ドーパミンという「幸せ物質」を

腸にいい水の選び方

ポイントは3つ!

1 カルシウムが豊富

2 アルカリ性

3 酸化還元電位が少ない

肌や腸を変化させる度合を表す

こんな水がおすすめ!

種類	採水地
四国カルスト天然水ぞっこん	愛媛
命の水	三重
浅虫温泉水・仙人のわすれ水	青森
マグナ1800	大分

作り出す上で、便秘は大きな障害になります。

便秘が続くと、腸内にはウェルシュ菌などの悪玉菌が増加し、善玉菌が減少してしまいます。当然、「幸せ物質」も減ってしまうのですが、カルシウムには腸の蠕動運動を活性化させて、**便秘を予防・解消する働き**があるのです。

便秘に悩んでいる人は意外に多く、ここ数年はストレスが一因の「過敏性腸症候群」も増加しています。そのために、便秘薬をはじめ腸内環境を整える薬も売られています。

ただ、便秘と水の関係性はあまり注目されていないようです。しつこい便秘に悩んでいる人は、カルシウムを多く含む「超硬水」を試してみたらいかがでしょうか。

水道水の「塩素を抜く」いい方法

水道水は衛生を保つために、細菌類を殺す塩素が使われています。

感染症や中毒を防ぐために、水道水には塩素の使用が不可欠とされています。

しかし、塩素には活性酸素を発生させてしまうマイナス面があります。

活性酸素は細胞に損傷を与え、がん細胞の発生を手助けしたり、血管を傷つけて動脈硬化や生活習慣病を引き起こしたりします。また、塩素殺菌を行う際にできるトリハロメタンという物質も発がんに作用していることが確認されています。

また、活性酸素は腸内細菌の善玉菌を殺し、悪玉菌を増やすことで腸内フローラの環境を破壊します。

ビフィズス菌飲料を飲み、野菜や納豆を食べて善玉菌を増やし、悪玉菌と共生する良質の腸内フローラを形成していても、活性酸素がその状態を一気に壊してしまう危険性があるのです。

水選びに、あまりにも過敏になるのは逆効果を招きますが、常用する飲料水には**塩素の入っていない水を選ぶことが大切**です。

いま「過敏な水選び」といいましたが、むかしの公用水は現在よりもはるかに水質が劣っていたため、特に赤ん坊を育てているお母さんは、水を一度煮沸して使用する「湯冷まし」を使っていました。

いかにも、母親の愛情にあふれた行為ですが、じつは「湯冷まし」には多くの問題点があったのです。

まず、沸かした水は酸素が少なく、人体が必要とするミネラルも少ないのです。余談ですが、酸素を含まない水に蒸留水があります。わざわざ蒸留水を飲んだことのある人はいないでしょうが、まずくてとても飲めたものではありません。

そもそも、酸素が含まれていないのですから、淡水魚は生きられません。人間も、絶食状態で蒸留水を一気に飲むと死に至るといわれています。蒸留水が体内に入ると、体に必要な物質を溶かしてしまう、という説もあります。

煮沸した水の怖さがおわかりいただけたと思います。さらに、煮沸した水に硝酸塩などの有害物質が混入していると、煮沸によって有害物質が濃縮されてしまう危険性もあります。

これなら、わざわざ手をかけて煮沸するよりも、水道水を短い時間〝置き水〟したほうが、塩素が少し抜けて、いい水になります。

大切なことは、「人口的な水」よりも「**自然の状態の水**」を選ぶことです。

それには物理的、あるいは時間的にも制約があり、特に都会に暮らしている人が良質の、さらには自分の条件に合った水を入手することは至難のことだと思います。経済的な負担はやや増しますが、最近は種類も増えているミネラルウオーターを上手に選びながら使うことが大切です。

もちろん、ミネラルウオーターを飲めば「幸せ物質」が増えるわけではありません。そんな「幸せをもたらす水」が発見されたら、大ヒット間違いなしですが、少なくとも**腸内フローラを破壊せず、「幸せ物質」も壊さない水選び**はできるはずです。

体質や体調に合った水を利用すれば、心身の状態が上向き、それが「幸せ物質」の生成促進につながることは十分に考えられるのです。

寝る前に500ml水を飲もう

われわれは尿や汗、呼吸などによって1日に1・5ℓくらいの水分を放出しています。食事で自然と水分補給はできていますが、それ以外に水やお茶などで1・5

～2ℓくらいの水分補給が必要になってきます。

中高年になると、のどの渇きが感じにくくなり、そのために部屋の中にいても熱中症にかかりやすくなり、ときには死に至ることもあります。

のどが渇いていなくても、普段から意識して水を飲む習慣を身につけたいものです。

また、脳梗塞予防としては、**寝る前に500mlくらい飲む**のがおすすめです。就寝中に500～1000mlの水分が体外に出ますから、就寝前に補給が重要になってきます。

一気に飲むのは大変かもしれませんので、寝る1時間前と30分前というように、2、3回に分けて飲むのがいいと思います。ちなみに、寝る前の水はむかしから「宝水」といわれています。

2 腸が風邪をひかせている？

「風邪をひいたとき」の上手な食べ方

ストレスが高まると、腸内細菌がぐっと減ってきます。そんな状態が長く続くと、気持ちがしだいに暗くなり、すべてに消極的になってきます。

新しいことにチャレンジしない、新しい出会いを求めない、新しい価値を見出さない……。そんな「ないない尽くし」の生活を続けていたら、うつ病になってもおかしくありません。腸の中では「幸せ物質」の製造も休眠状態になっています。

悲しいこと、辛いこと、イヤなこと、気が重いこと、こんな感情がストレスをためるわけですが、感情に変化が起きると、脳は刺激を受けＰＯＭＣ（プロオピオメラノコルチン）というたんぱく質を作り出します。

悲しいことや辛いことがあると気持ちは落ち込み、ときには風邪をひいたりすることもあります。その一因は、免疫力の低下にあります。

なぜそうなるかというと、悲しいとき、辛いときは、先ほどのＰＯＭＣが腸の中でアドレナリンやノルアドレナリンといった悪玉菌に分解されるからなのです。

つまり、**「腸が風邪をひかせている」**といっても過言ではありません。

一方、楽しいときにはＰＯＭＣがドーパミンやセロトニン、β‐エンドルフィンなどの善玉菌に分解されます。結果としてナチュラルキラー細胞（ＮＫ細胞）などが活性化し、免疫力が上がるために病気になりにくいのです。

よく「気が張っていたから風邪をひかなかった」などといいますが、それを実証するような働きが腸内で続けられていたことになります。

先ほどと同じ言い方をすれば「腸が風邪をひかせなかった」ということです。

このとき「幸せ物質」の生成にも何らかの影響があることは間違いありません。

免疫力が低くなれば少々のことで風邪をひいたり、下痢をしたりします。

腸の中では悪玉菌の増加と、善玉菌の減少が起こり、腸内フローラのバランスは一気に崩れます。こんな状態では「幸せ物質」が満足にできるはずがありません。風邪をひくと、気持ちまで冷え込んで元気をなくしてしまうのが一般的です。下痢が続き、お腹がしくしく痛むときも、元気がなくなってしまいます。

それは体調が悪いことで起こる心の落ち込み、つまり精神的な理由だけでなく、実際に腸の中で「幸せ物質」が作られなくなっていることも理由の一つなのです。

風邪をひいたり、下痢をしたりしたときは、むかしから「消化のいいもの」を食べるのが日本人のならわしでした。少し体が回復してきたら重湯《おもゆ》を食べ、三分粥《さんぶがゆ》、五分粥とだんだん米粒の量を増やすことです。

それは消化をよくして胃や腸に負担を与えないという目的があったのですが、結果的には**腸内細菌を活発化させる食べ方**でもあったのです。

むかしの人が腸にセロトニンやドーパミンといった「幸せ物質」があることを知っていたはずがありません。しかし、その食べ方が「幸せ物質」を増やすことにつながっていたのです。

これぞまさに、見事な〝生活の知恵〟ではないでしょうか。

3 「楽しいこと」をどんどんイメージしよう

「イメージ力で病気を治す」健康法

私たちの体には、白血球やナチュラルキラー細胞（NK）というがん細胞を攻撃する〝武器〟がきちんと備わっています。

しかし、武器は使わないと錆びついてしまうのが世の常。

がん細胞が活発化したときに、せっかく威力を発揮する武器があるのに、手入れをしていないために使えないなんて、こんなもったいない話はありません。

そこで、貴重な武器を、いざというときに使えるようにしておくために、がんのイメージ療法が用いられています。

その一つが「サイモントン療法」というものです。これは自分ががん細胞と闘っている様子をイメージするのです。

「がん細胞があなたの体内にいる様子を想像してみてください。そのがん細胞にNK細胞が果敢に闘いを挑んでいます。NK優勢です！　どんどんがん細胞を食べ続けていきます。あっ、とうとうがん細胞は消えてしまいました」

このように想像してみるのが「サイモントン療法」のやり方です。

実際、私たちの体内では毎日、約3000個から5000個のがん細胞が発生しています。まさに想像を絶するような多さですが、心配することはありません。ごくふつうの現象で、NK細胞などの優秀な武器が日夜がん細胞を確実に撃退しているのです。

通常はがん細胞の増殖が阻止されているのですが〝メンテナンス〟を怠っていると武器の性能が低下し、逆にがん細胞の攻撃を受け、最悪の場合は白旗を揚げざるをえなくなります。がんの発症です。

そうならないために、ふだんから武器の手入れが必要になってきます。

じつは、簡単に武器の性能を向上させる方法があります。

それは**楽しいこと、気分のいいことをイメージする**こと。それだけでＮＫ細胞などが活性化し、免疫力がアップするのです。

腸も脳も「楽しいこと」が大好き！

以前、私は成人男子３人、女子３人の６人に対して、このイメージ法を実践したことがあります。

楽しいこと、気分のいいことに制約はありません。

静かに目を閉じ、リラックスした状態で、それぞれの人に楽しいことを想像してもらいました。

真っ青に広がるきれいな海を眺めている人、大好物の料理を思う存分食べている人、その楽しみ方はいろいろだったと思います。

すると、結果はすべて同じで、**６人全員のＮＫ細胞の活性化が確認された**のです。

「ニワトリが先か、卵が先か」という話があります。

どちらの誕生が先なのか、考え続けると、ますます結論が出なくなるのですが、「幸せ物質」の生成と「幸せの実感」のどちらが先か、という問題もすぐに答えは見つかりません。

セロトニンやドーパミンという「幸せ物質」が腸で作られ、それが脳に達すると私たちは「幸せ」を実感しやすくなります。

一方で、実生活で楽しいこと、気分のいいことが多くなると、それが脳や腸を刺激して今度はセロトニンやドーパミンの生成が活発になるのです。

どちらが先に「幸せ」を作り出しているのか、厳密にはどっちだろう、と考えると、まさにニワトリと卵の関係になってしまいます。

ただ、いずれにしても「サイモントン療法」が、がん治療に一定の効果をもたらしているように、**楽しいこと、気分のいいことを想像することが「幸せ物質」を作りやすくしている**ことは間違いありません。

これぞまさに「幸せな健康生活づくり」の相乗効果といえるのではないでしょうか。

21 ただ「笑う」だけで、脳が元気になる

「ニワトリと卵」の話をもう一つおつき合いください。

世の中、笑うことが少なくなった、と嘆く人が少なくありません。

たしかに、新聞やテレビを見ても悲しくて辛くなるようなニュースが毎日のように起きています。

テレビを観て笑いたいのに、

「最近のお笑い番組は若い人向けで、何が面白いのかまったく理解できない」

と逆に怒ってしまう中高年の人もめずらしくありません。

人は面白くて楽しいから笑うのか、それとも笑うことで楽しくなるのか、これもニワトリと卵のような関係だといえます。

どちらが先か、なかなかわかりにくいのです。

ただ、難しいことはともかく、「幸せ物質」を増やすためには、**とにかく笑いま**

しょう、と私は提案したいのです。

以前、脳の研究者として知られている東京大学教授の池谷裕二《いけがやゆうじ》先生と対談したことがあります。池谷先生から、笑いに関して力強い言葉をいただいたことを思い出します。

池谷先生は、

「本当に笑わなくても、無理してでも笑った顔をすると、脳は間違ってNK細胞を出すんですよ」

と、おっしゃったのです。

先生はまた、次のように語っていました。

「脳が体の司令塔という言い方がありますが、じつは体の動きが脳を動かしている部分もあるんですよ」

脳が楽しく感じるから笑う、だけではなくて、**笑うから脳が楽しくなる**、というのは非常に納得がいきました。

反対に悲しいときは、悲しいから泣くことがありますが、泣くことで悲しくなることもあります。原因と結果は二律背反で、しばしばそれが逆になることもあるのです。

◎「笑い」は腸内細菌を増やす特効薬

そう考えると「大して楽しいことがなくても、とにかく笑ってしまおう」という姿勢は、「幸せ物質」にも効果的な気がしてきます。

いつも苦虫を噛みつぶしているような顔をしていたら、腸も不機嫌になって「幸せ物質」を作らなくなってしまいます。

「腹を抱えて笑う」とはよくいったもので、もともと笑いとお腹（腸）は深い関係にあったのかもしれません。

こういう私の話に対して、

「そんな非論理的な話つまらないし、納得できない」

と目くじらを立てる人は、腸内細菌が減って「幸せ物質」ができにくいといえます。

逆に「そうかもしれませんね、面白い指摘です」と笑える人は腸内細菌が増加して「幸せ物質」ができやすい人なのです。

以前、あるテレビ番組を観ていたら、美容研究家が若さを保つ美顔術の指導をしていました。その美容研究家の話では、**笑顔を絶やさない人は表情が若々しく、顔が華やいで見える**らしいのです。

笑いジワを気にして笑顔を忘れていると、年齢よりも老け込んで見えるので無理してでも笑いましょう、といっていましたが、たしかによく笑っている人は若々しいイメージがあります。

顔と同じで、腸も**笑うことで腸内細菌が活発になり、「幸せ物質」ができやすくなる**、ということは十分、考えられます。

「また、そんな話をしている」

といいながら、笑っている人のほうが幸せなのです。

「笑う門には福来る」とはよくいったもので、笑顔の絶えない人には人が集まり、幸せもやって来ます。

腸も同じで、笑顔の多い人の腸にはセロトニン、ドーパミンという「幸せ物質」の「福」がたくさんやって来るのです。

みなさん、大いに笑いましょう。

4章

「腸免疫力」を高めて、病気知らずになる！

1 「免疫の7割」は腸内細菌が作る

ウイルス、細菌から「体を守る」免疫システム

がんをはじめ心筋梗塞、脳卒中、糖尿病などの生活習慣病を予防し、治療する上で免疫力の重要性がますますクローズアップされています。最近は、新型コロナウイルス感染症から身を守るという観点からも、免疫力が脚光を浴びています。

免疫とは、ウイルスなどの外敵が体内に入ってこようとしたとき、それらの異物を排除して体を守ることを指します。人間の免疫機能はかなりの〝スグレモノ〟で、幾重にも防御システムによって守られているのです。

私たちの周囲には有害な微生物やばい菌がたくさんいます。これらの外敵の体内への侵入をまず防いでいるのが皮膚や口、鼻などの粘膜です。

皮膚の場合には、目には見えませんが皮膚の表面を覆っている常在菌によって、最初の防御システムが働いています。皮膚が破れ体内にばい菌などが入ってきたら、次は白血球の出番です。血管から次々に出てくる白血球がばい菌を食べ、侵入を防ぎます。このとき、〝討ち死に〟して出たものが膿《うみ》です。このような防御システムを「**自然免疫系**」といいます。

しかし、この白血球の攻撃をかわし、さらに中に入ってこようとするばい菌も数多くいます。異物はリンパ管にまで達しようとするのですが、すると今度はリンパ球が闘いを挑みます。これが「**獲得免疫反応**」です。

「獲得免疫反応」には2つのタイプがあります。

1つめはリンパ球の一種で、主にばい菌に対応するB細胞が抗体を作って闘うシステムです。これを「液性免疫」といいます。

2つめは「細胞性免疫」で、キラーT細胞やナチュラルキラー（NK）細胞などが直接、外敵を攻撃するシステムです。

免疫システムで重要な働きをする抗体はB細胞で作られます。ばい菌などが侵入すると、白血球の一つであるマクロファージがこれを飲み込み、侵入者の情報をヘルパーT細胞という組織に伝えます。すると、このヘルパーT細胞がBリンパ球に対して抗体を作るように命令するのです。

抗体は抗原という名の侵入者に対して、より大きなダメージを与えられるような形に作られます。それはコレラならば、コレラの**ウイルスにぴったりと結合する抗体**です。可能な限り抗原の侵入を防ぐために、いわばオーダーメイドの抗体が作られ、それがコレラ菌の侵入を防いでくれるのです。

抗体とは血清中のγ-グロブリンの中に存在する異物に対抗するたんぱく質で、IgG、IgE、IgM、IgA、IgDの5種類に分かれています。風邪の場合にはIgG抗体が作られ、花粉症、アトピーなどのアレルギー症状のときにはIgE抗体が作られます。

この防疫システムに関することで驚かされるのは記憶力の優秀さで、まさに舌を巻かされます。なんと、**一度抗体が作られると、その抗体が持つ記憶はずっと保持されるの**です。したがって、しばらく時間が経過して再び同じ抗原が侵入を企《くわだ》てよ

2つの免疫が体を守る!

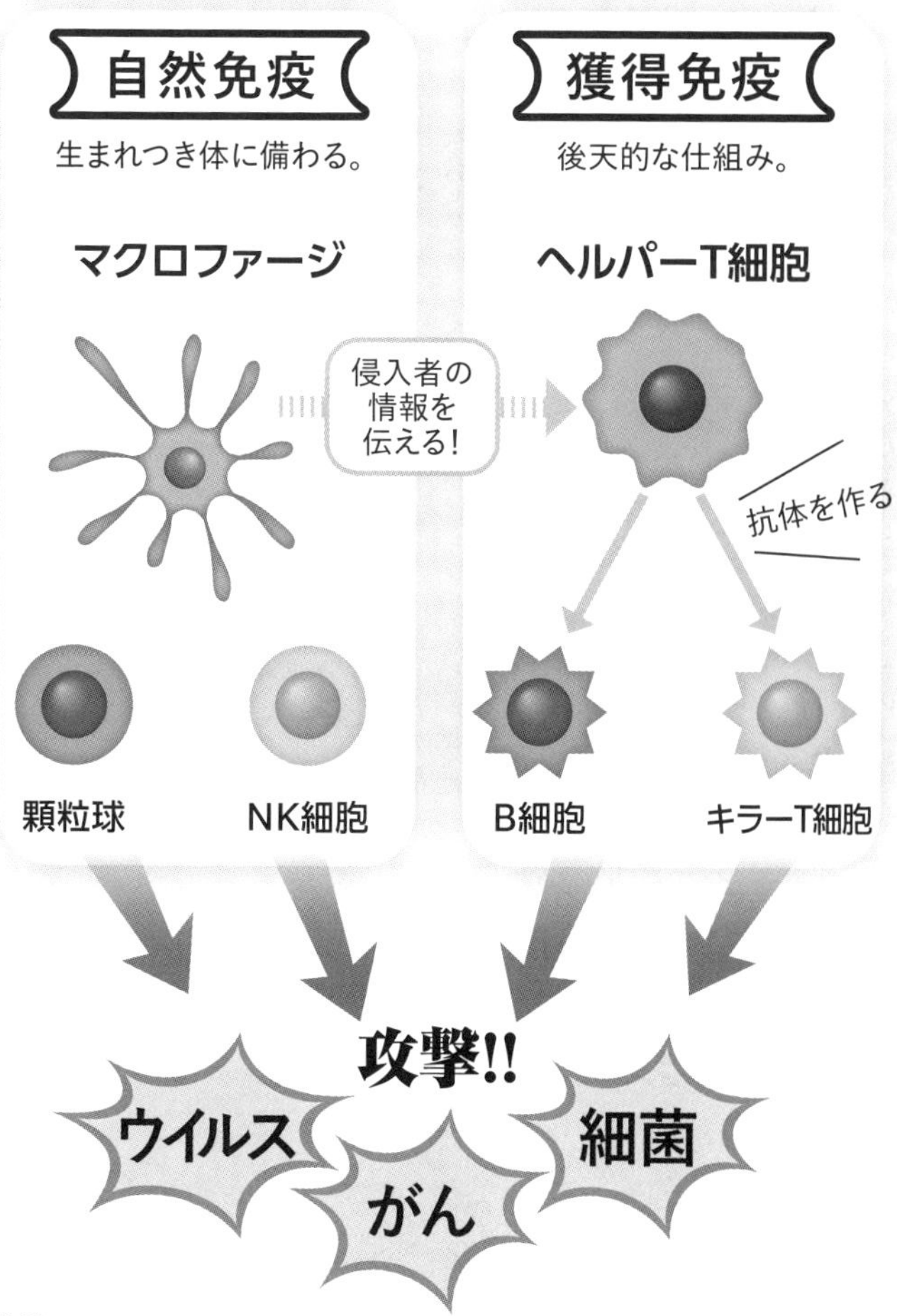
自然免疫
生まれつき体に備わる。
マクロファージ
侵入者の情報を伝える!
顆粒球
NK細胞
獲得免疫
後天的な仕組み。
ヘルパーT細胞
抗体を作る
B細胞
キラーT細胞
攻撃!!
ウイルス
がん
細菌

うとしても、すぐに同じ抗体が反応し、撃退するのです。

このような「奇跡的なシステム」が円滑に働いている人は病気になりにくく、また病気になっても早く回復しやすいです。それは何よりも優秀な免疫システムがしっかりと稼働している産物なのです。

「最強の防衛力」NK細胞を味方にするコツ

さまざまな外敵から身を守るために、マクロファージやB細胞、ヘルパーT細胞、NK細胞などが日夜、働き続けています。この中で、特に**NK細胞の働きは際立っています**。

NK細胞はがん細胞を攻撃し、風邪に対して強い〝防衛力〟を発揮します。他のどんな免疫細胞よりも素早く外敵に反応し、攻撃を仕掛けるのが特徴です。いわば、「免疫細胞チーム」の〝キャプテン格〟であり、欠かせない存在です。

NK細胞は体内におよそ50億個以上あるといわれています。この頼もしい味方が50億個以上もあるのは非常に心強いですね。数には個人差があり、中には1000億個に達する人もいます。

風邪をひきやすい人と、ひきにくい人がいますが、差が出る理由には体力差や体質などが考えられます。一方で、NK細胞を筆頭とする細胞性免疫力がその差をもたらしているという説もあります。

風邪をひく頻度とNK細胞の関係を調べたデータ（出典：奥村康：自然食ニュース）によると、NK細胞が多いほど風邪にかかる回数は少なく、また風邪をひいていた日数も少ないのです。

NK細胞が最も活性化するのは朝の9時前後と、**夕方の5時ころ**で、夜の9時には低くなります。この日内《にちない》リズムは、朝オフィスで、

「これから仕事をがんばるぞ」

と気合を入れ、定時で仕事を終えるころには、

「よし、気分転換だ。飲みに行くぞ」

と会社を出るサラリーマンのようです。いずれにしても、このリズムを崩すよう

な不規則な生活をしているとNK細胞の活性は低下してしまいます。

　このように数ある免疫細胞の中でのVIP級の働きをするNK細胞ですが、他のB細胞やT細胞が基本的に強くできているのに対し、NK細胞は〝ひ弱〟になることがあるという弱点を持っています。

　加齢によって数が減ったり、機能が低下したりする傾向が強く、また、食べ物やストレスなどにも影響を受けやすいのです。ですから、NK細胞の数を維持しつつその機能を高めるためには、食事、運動、ストレス解消法などが重要になってくるのです。

　NK細胞を含む免疫細胞は腸内細菌を増やすことによってより活性化します。その具体的な方法は5章に譲りますが、たとえばその一つである運動の大切さを示すデータをここで紹介しておきます。

　東京ガス健康開発センターは16年間、社員9000人を対象に歩くことと健康に関する調査をしています。毎日1時間歩行している人は、ほとんど歩いていない人と比べ、がんで死亡するリスクが半分以下になっています。

また、アメリカでも次のようなデータが発表されています。10万人以上を対象にした大規模な調査ですが、毎日3キロ以上歩いている人は、それほど歩いていない人と比べ、10年後のがんの発症率は2分の1以下になっているのです。

このNK細胞を含む免疫細胞の70パーセントが腸内細菌によって作られています。腸内細菌が免疫細胞を刺激し、活性化する物質を出しているのです。そして、**腸内細菌の種類、数が多いほど免疫力が高まります**。

こう考えると、改めて腸という内臓の重要さ偉大さを痛感させられます（ちなみに、残りの30パーセントは内分泌系や神経系の刺激、笑いや運動、イメージトレーニングによって作られる）。

腸内細菌はセロトニン、ドーパミンという「幸せ物質」を作り出すとともに、感染症やがんなどの生活習慣病から体を守る役割、つまり命に直結した役割をも果たしているのです。

腸免疫の中枢「パイエル板」とは？

腸は、消化管の一部です。消化管とは口から肛門までの間を指します。その長さは6～10メートルですから、けっこうな長さです。

胃から腸までは粘膜組織に覆われ、体内にありながら外部と直結しているという意味で**「内なる外」**ともいわれています。

生命維持に欠かせない栄養素や水分を口から摂取する一方で、病原体も外から運び込まれます。「清濁併せ呑む」という表現があるように、消化管はまさに薬も毒もみんな飲み込んでいるのです。

口から入った食物は、およそ3日がかりで消化、吸収を経て排出されます。炭水化物などのでんぷん質が主に消化されるのは胃で、強い胃酸はたんぱく質を消化する一方で、細菌類などの侵入も拒んでいます。

大腸は位置的には小腸の上になりますが、1・5メートルほどの長さで盲腸、結腸、直腸から成っています。上部で水と電解質が吸収され、下部で便を作ります。

小腸の長さは全体で4～7メートルで、このうちわずか20センチほどが十二指腸です。十二指腸では分泌されるすい液、胆汁、腸液によって消化が進み、アルカリ性に中和されます。

十二指腸の下にあり、小腸の約5分の2を占める空腸は絨毛《じゅうもう》構造が最も密な状態で、消化酵素の活性も高く、消化、吸収の中心になっています。

空腸の下の、およそ5分の3の部分が回腸です。ここには腸の最大の免疫組織である「**パイエル板**」があり、**腸の免疫組織の中枢**といえます。

「パイエル板」は絨毛の間に存在するリンパ小節が集合した形でできています。その最も外側にある特殊化した細胞が「M細胞」です。

少し専門的な話になってしまいますが、この話こそが腸の免疫機能、ひいては腸がセロトニン、ドーパミンという「幸せ物質」を作り出している話の中心になりますので、もう少しおつき合いください。

さて、この「M細胞」ですが、これには微絨毛がありません。平たくいうと、ほとんど毛のない状態で、その上には薄い粘液があり、病原菌をそのまま細胞内に取り込みます。取り込む病原菌にはコレラ菌、赤痢菌、チフス菌などがあり、これらの細菌に感染すると、M細胞が短時間のうちに増加することがわかっています。

このように、腸の中にあるM細胞などの働きによって病原菌が退治されているわけです。そして、これらの免疫組織を活性化しているのが腸内細菌です。100種類以上、100兆個以上の腸内細菌がまさに「束になって」闘い、外敵から身を守っているのです。

免疫機能が正常に働いていれば、病気にならない

免疫機能が正常に働いていれば、人間はほとんどの場合、健康に暮らせます。

しかし、ひとたび免疫システムに狂いが生じると、さまざまな病気を発症させてしまいます。その代表的な病気ががんであり、花粉症などのアレルギー症状です。

なかでも花粉症に悩む人は多く、仕事にまで支障をきたすケースが少なくありま

せん。たとえば、スギ花粉症の場合、スギ花粉が体内に侵入すると、免疫機能が瞬時に働きます。免疫システムが持つ高度の記憶力を駆使し、**スギ花粉の抗体であるIgE抗体**をすぐさま作ります。

この抗体はスギ花粉が入ろうとするとすぐに攻撃をはじめ、あっという間に「勝利！」となれば「めでたしめでたし」で終了するのですが、コトはそんなに簡単には運びません。だからこそ、花粉症に泣かされる人が後を絶たないのです。

その理由の一つは「肥満細胞」にあります。

「肥満細胞」というとわれわれを太らせてしまう細胞、と勘違いしそうですが、その**実体はヒスタミンなどの化学伝達物質**が細胞内にいっぱい詰まり、丸々と太って見えることからこの名前がつけられています。

肥満とは何の関係もないのですが、困ったことに、鼻や口、皮下、気管支など多くの粘膜に存在する肥満細胞には、IgE抗体がぴったりとくっついてしまう〝鍵穴〟が開いているのです。

なぜこれが困ったことになるかというと、IgE抗体がすっぽりとこの穴に収まり表面を覆ってしまうと、飛んできた花粉はそのIgE抗体にすべて吸着してしまうのです。その結果、**膜に変化が起きて肥満細胞が破れてしまう**のです。

こうなると大変なことが起きます。ヒスタミンなどの化学伝達物質がまき散らされ、その刺激を受けた粘膜が炎症を起こしてしまいます。鼻の粘膜が刺激を受ければくしゃみや鼻水が止まらなくなり、目に入れば涙があふれ出るようになるのです。IgEという抗体は、人間の血液中に含まれているのですが、その数はけっして多くありません。

しかし、もし膨大な量の非特異的IgE抗体が用意されていたらどうなるでしょうか。飛んできた花粉がたとえおびただしい量だったとしても、花粉に反応しない非特異的なIgE抗体があれば肥満細胞を破ってしまうことは起こりえません。つまり、非特異的なIgE抗体を増やす方法を見つければ、花粉症が解決できるのです。

その一つの方法が、これから説明する寄生虫感染だったのです。

2 腸内細菌の減少が、がん、アレルギー増加の原因!?

私が発見した「寄生虫とアレルギーの深い関係」

私は「寄生虫博士」の異名を持つくらい、回虫や腸内細菌などの微生物を愛しています。

いままでに5匹のサナダ虫の〝大家《おおや》〟として彼女（？）たちをかわいがってきました。ほとんどの人は、こんな私の行為を理解できないようですが、私はまったく気にしていません。

そんな私が、

「これでアレルギーは抑えられる！」

と心の中で叫んだのは、**寄生虫にはアレルギーを抑える物質があることを発見し**

たからでした。

寄生虫はヒトに感染すると、先に述べた非特異的IgE抗体を作り出します。しかも、長期間にわたって血中の価は高くなります。この抗体が増えれば、いくら花粉が入ってきても肥満細胞を破裂させず、アレルギー症状は起きないことになります。

私はさっそく、寄生虫のどの部分がヒトに作用してIgE抗体を作り、誘導するのか、それを発見するために実験をスタートさせました。

フィラリアという犬に棲みついている寄生虫を使って実験をはじめたのですが、抗体を作るように誘導する物質を見つけることは至難の業でした。フィラリアを細かく刻んで水に溶かし、成分を分離して調べる。気の遠くなるような作業は、結局3年も続いたのです。

アレルギーを抑える物質を発見したときは、まさに天にも昇るような心地がしました。「アレルギー症状に苦しんでいる人をこれで救える」と喜びにひたりました。

フィラリアの分泌・排泄管で発見したその物質は分子量2万の糖たんぱくで、私はこの特殊物質を「DiAg」と名づけました。

寄生虫が人体に侵入すると、体内を巡回し、棲みやすい場所を探します。安住の地を求めるのは生き物に共通していることなのかもしれません。たとえば、回虫やサナダ虫は小腸に好んで棲みます。

しかし、人体は〝お人よし〟ではありませんから、寄生虫に黙って部屋を提供したりしません。寄生虫を排除する抗体を作るのです。この抗体に対抗できない寄生虫は死んでしまい、一度できた抗体によって寄生虫は二度と再び侵入できなくなります。

私が発見した「DiAg」は人間の免疫反応の一部をブロックして寄生虫が人体内にやすやすと棲めるようにする物質でした。人間の抗体による攻撃を避け、寄生虫が人体内に棲みつくためには、**人体に「これは無害だな」と判断させることが必要**だったのです。

寄生虫は体内でも便をします。巡回しながら排便をするのですが、その便を異物と認識した人体は抗体を作ります。侵入してきた外敵から身を守るために、武器庫から武器を取り出すようなことです。この武器を使われたら、侵入者はひとたまりもありません。

侵入する側は何らかの手を打たなければなりません。私は抗体に作用して〝ヘンな抗体〟を作らせることにしました。寄生虫を排除しないだけではなく、他の抗原も無視してくれるような抗体を作ろうとしたのです。

〝ヘンな抗体〟つまり非特異的IgE抗体なら肥満細胞の穴をふさぎ、びっしりと表面を覆っても、スギ花粉などの抗体には反応しません。当然、肥満細胞が破れてアレルギー症状を起こすこともない、と私は考えたのです。

「アトピー絶滅の新薬」を開発！　ところが……

私はこの実験によって、寄生虫の分泌物がアレルギー症状を抑えることを発見しました。もしこれが新薬の開発につながれば、花粉症やアトピー性皮膚炎、ぜん息などのアレルギー性疾患を完治させることも夢ではありません。

「ノーベル賞も夢ではない！」

と期待に胸を膨らませながら、さらに実験をすすめました。

まずは寄生虫の分泌物の遺伝子の読み解きが必要です。遺伝子が決定すれば「遺伝子組み換え」の手法によって、寄生虫の分泌物を大量に生産することができます。

この遺伝子を大腸菌に投入すれば、大腸菌は寄生虫の分泌物と同じ物質をたくさん作ってくれるのです。「遺伝子組み換え」に対してはさまざまな意見がありますが、遺伝子組み換え食品も同じ手法で作られています。

こうして寄生虫の分泌物が用意でき、いよいよ動物実験のスタートです。

アトピーを発症させたネズミにこの物質を投与し、食事のときに尾っぽに電流を流すようにしました。餌を食べようとすると電流が流れるのですから、ネズミのストレスは溜まります。しだいにネズミは皮下細胞まで破れるひどいアトピーになりました。

この段階で、用意した分泌物の注射をしました。すると、なんと**1回だけの注射でアトピーは跡かたもなく、すっかり消えてしまった**のです。

「影も形もない！」

このときの喜び、感動はいまも忘れられません。

「これは世界的な発見だ！　寄生虫を体内に飼っているヘンな学者。整形外科医をしていればよかったのに、といわれながらも長年、研究を続けてよかった！　これでアレルギーに悩み、苦しんでいる人たちを救えるぞ！」

と、私は心の底からそう思いました。実験のために経済的にも苦しい時期が続いたのですが、そんな苦労も忘れてしまうような快挙だったのです。

すぐに、講演会などでもネズミの写真をスライドで紹介しながら、〝新薬〟の説明をしたところ、どこの会場でも万雷の拍手が鳴り響きました。

「これは、夢が実現したんだ」

本当にそう思ったのです。

しかし、その後、アトピーを完治させる画期的な新薬が誕生した、というニュースは誰の耳にも届きませんでした。それもそのはずです。「新薬誕生、発売」という夢の実現まであと一歩のところでそれはあえなく頓挫してしまいました。

〝新薬〟がアトピーを一発で治療することは間違いありませんでした。その効能は非常に秀でていたのです。

ところが、それを使い続けると、ウイルス感染やがんになりやすい体質になってしまう……。とても看過できないような副作用が確認されたのです。

残酷すぎる結果に、私はしばし呆然とし、まさに幸せの絶頂から奈落の底に落とされたような気持ちになりました。

がんを防ぐには「免疫のバランス」が大切

また、少々専門的な話になってしまいますが、人間の免疫にはいわば2つの「工場」があります。第一工場の「Th1」では、**がんなどに対抗する細胞性免疫**が作られています。第二工場の「Th2」で作られているのは**アレルギーなどに対抗する液体性の免疫**です。

私が開発した〝新薬〟を使うと、第二工場は強大になるのですが、その代わりに第一工場は小さくなり、がんになりやすくなってしまいます。2つの工場が保っていた免疫のバランスが崩れてしまうのです。

毎日、私たちの体内にはがん細胞が発生しています。その数は3000個くらいで、多い人は7000個くらいになります。それでもがんが発病しないのはNK細胞や「Th1」が生産するインターフェロンなどが毎日がん細胞を監視し、攻撃してくれるためです。

「Th1」が小さくなると、その機能は低下し、がん細胞を見つけにくく、また撃退できないケースが出てきます。がんは年齢とともに増加する傾向がありますが、その原因の一つは「Th1」が小さくなることです。

私が開発した〝新薬〟も、結果的に「Th1」を小さくし、がんになりやすい体質にしてしまったのです。

もちろん、長い年月と執念を注いできた研究ですから、この挫折だけで簡単にあきらめる気持ちはありませんでした。「Th1」が小さくなってしまうことを防ぐために、これを大きくする物質の開発も考え、その可能性を探りました。そして、寄生虫から「Th1」を刺激する物質を探し出したのです。

「これならばどうだろうか……」

しかし、そんな淡い期待も空しく消えてしまいました。その物質を注射してみたところ、それに対抗する抗体ができてしまったのです。

理論上では、お腹の中にチェンバー（実験用の箱）を入れ、そこから抗原物質を吸収することは可能ですが、実際にお腹の中でそんなことはできません。結局は、「万策が尽きた」感じで、このプロジェクトからの撤退を余儀なくされました。

腸内細菌が活性化すれば、がんも防げる

このチェンバーを用いた実験のときに気づいたことは、実験と同じことを難なくやってのける寄生虫の凄さでした。
寄生虫は**人体の中で免疫機能を発揮しながら生き続けることができる**のです。その恩恵に気づかず、寄生虫や細菌を目の敵にし、排除し続ける人間はなんと愚かな

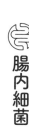

のでしょう。その代償が、がんやアレルギーの増加ではやりきれない気持ちになります。健康で長生きするためには腸内細菌の活性化が欠かせないのです。

また、もう一つ気づいたことは西洋医学の限界でした。

西洋医学では病気や症状に一点集中して治療を行おうとします。病気だけを徹底的に叩くのが基本的な治療方針で、薬物治療の場合には、一つの薬で一つの病気を完治させるのが理想です。

西洋医学の医者である私も、その方法にのっとって〝新薬〟の開発を目指しました。その結果、アレルギーを完全に治せる薬を開発できたのですから、西洋医学の「土俵」では勝利者といえるかもしれません。

しかし、実際にはがんにかかりやすい体質を作ってしまったわけですから、勝利のVサインを出しようがないのです。

つまり、がんやアレルギーなどの病気は症状や病気だけを見ずに、人体を総合的に診て、治療法を見つけることが重要なのです。

東洋医学では全身的な治療法を「ホリスティック医療」と呼ぶようですが、まさにそのような視点が求められているのです。

東洋医学ではその実践法として、生薬の投与や食事法、運動法（太極拳やヨガなど）、呼吸法などが取り入れられています。

これらは患者さんの体を温め、自然治癒力を上げる方法です。その求めるものは私がこの本で述べている腸内細菌の活性法とよく似ています。

がんやアレルギーなどの病気を治すためには、食事や運動、そしてストレスの解消などによって、腸内細菌を元気にすることが必要不可欠なのです。

私は残念なことに、アレルギーを一発で治療する新薬の開発に失敗しました。

それはまさに、〝断腸の思い〟であったのですが、その後、研究を積み重ねることによって「**腸が幸せ物質を作り出している**」ことに気づきました。

それは新薬開発にも劣らない、大きな発見であると、じつは秘かに思っているのです。

3 「体を温める」と腸内細菌が増える

体温が低い人は、免疫力も低い

東洋医学では「体を冷やさない、体を温める」ことが病気予防や治療の第一と考えられています。現在では、西洋医学でもその考えを取り入れる傾向が出ているようです。

私は以前、環境温度が免疫力にどのような影響を及ぼすかを研究したことがあります。

その結果、一定の温度から急に暑い場所に移動すると免疫力が低くなることがわかりました。しかし、寒い場所に移動するともっと低下するのです。

また、気温30度の場合と、気温7度の場合という温度環境での免疫力の違いについても調査しました。結果は、どちらも対照群（20度）に比べて免疫力は低下しました。

しかし、この場合も7度という低温環境のほうがはるかに免疫力は下がっていたのです。**体を冷やすことが代謝力や免疫力の低下につながる**ことを如実に物語っています。

代謝は生命活動の基本であり、代謝が高い状態は病気になりにくいといえます。反対に代謝量が低い人は精気に乏しく、病気がちです。

代謝は体温に影響されることが多く、体温の低い人は代謝が落ち、免疫細胞の活性も低下します。当然、免疫力も低下するわけですから、病気になりやすいのです。

また、低体温は血液の循環も悪化させます。血液の重要な働きの一つは、体内に酸素や栄養分を運ぶことですが、その機能も低下してしまうのです。

むかしから「冷えは万病のもと」といわれています。体の冷えは疲労や体のむくみなどを起こし、慢性的な体調不良を招きかねません。免疫力を低下させることによって、非常に病気になりやすい状態に陥ってしまうのです。

子どもたちの「体温異常」が急増している

以前、日本体育大学の正木健雄《まさきたけお》先生と対談をしたことがあります。

正木先生は最近の**子どもたちが変温動物になってしまった**ことを指摘していました。たしかに、数十年前から子どもの体温が低くなっていることは、私も聞いたことがありました。

その傾向はさらに強まり、小学生で約6割、中学生では約7割に体温36度以下の低体温が見られる、という調査結果も出ています。

正木先生らの調査によると、最近の子どもたちには1日の体温の変動幅が大きいという傾向も目立っています。

顕著な例では、朝起きた時の体温が35・5度と明らかな低温なのに、学校に着くころには37度に達している中学生がいました。

また、この中学生は給食を食べ終えた時には37・4度にまで達していました。平均的な体温は36・5度ですから、1日の間にそれよりも1度低く、逆に1・9度も高い経過をたどっています。

なかには**1日の体温差が2・4度にまでなった中学生もいた**そうです。ここまで変動幅が大きいと自律神経を乱し、うつ病などの心身症の危険性が高まります。

低体温を招く原因の一つは、**体に熱を作り出す力がない**からです。

また、体温を調節する機能も弱く、熱をうまく放出することもできません。そのために、一度体温が上がると正常な状態に戻せず、それが体温の変動を招く原因になっています。

低体温の子どもは、1日における体温のピーク時がずれている傾向もあります。低体温ではない子どもは昼ころに体温が最も上がり、これは年齢を問わずだいたいこのようなピークをむかえます。

ところが、低体温の子どもは夕方の4時ころがピークになっているのです。さらに、通常は夜眠るときは起きたときと同じくらいにまで体温が下がるのですが、下がりきらないケースも増えています。

㈠子どもの低体温を生んでいる3つの原因

なぜ、低体温で体温の変動幅の大きい子どもたちが増えているのでしょうか。

まず考えられるのは、**不規則な生活**です。

むかしの子どもは、よほどのことがない限り、せいぜい夜の11時、12時くらいには寝ていました。しかし、いまの子どもたちはずっと〝宵っ張り〟です。スマホやゲームに興じ、1時、2時ころまで起きている子どもも少なくありません。

完全な寝不足状態で朝、起きるのですから、体はまだ完全に目覚めていません。目は開いていますが、体は起きていないのです。これでは体温が正常な状態まで上がらないのは当然のこと。不規則な生活は体温にさまざまな異常をもたらします。

2番目に考えられるのは、**冷暖房完備の環境**です。

最近の子どもたちは、むかしと比べるとずっと過保護に育てられています。少子化も影響して、いまや独立した子ども部屋を持っていない子はめずらしいくらいです。しかも、多くの子ども部屋にはエアコンがつけられ、冷暖房のスイッチは子どもにまかされています。極端な話、冷房のスイッチは入れ放題なのです。

もともと、親は子どもを保護しようという意識が強く働きます。特に生まれたての赤ちゃんは、まだ抵抗力が弱いからといって少し寒いとすぐに暖房し、暑ければすぐ部屋を冷やします。

しかし、本来、赤ちゃんはこんな冷暖房完備の環境を想定して生まれ、育つわけではありません。寒いときには体の熱を作り出す力を強め、暑いときには体の熱を放出する力を強めることで、環境に順応する力を養おうとしているのです。

その機会を奪い、体温調節の働きを弱めてしまっているのは、ほかならぬ過保護な親なのです。

3番目の原因は、**栄養バランスの悪い食事**です。

子どもたちの〝食事事情〟がそれぞれの家庭によって異なるのは間違いありません。期待をこめてですが、母親がしっかり食事の管理をし、旬の素材を生かした料理を食べさせている家庭は、まだ〝多数派〟のような気がします。

しかし、その一方で、ほとんど手料理を食べさせない家庭もあるようです。社会の変化によって家庭の食事も大きく変わっているのですが、そのしわ寄せは子どもに向かいます。

「朝は満足に朝食を摂らず、給食も嫌いなものは残す。給食がない学校では、好きなものだけを食べ続ける。夜はコンビニの弁当……」

極端な例を挙げれば、こんな食生活も想像できます。これでは体にエネルギーがたくわえられず、その結果として低体温などが生じても不思議ではありません。

「温性の食品」で体を温めよう！

人間の体を作っているのは毎日の食事です。低体温や体温幅が大きい子どもを作っている大きな要因は、やはり食事であり食材なのです。

子どもに限らず、体温の異常が気になる場合は、まず**「温性の食品」を摂ること**が大切です。

「温性食品」で体を温めよう

おすすめ！

根菜類

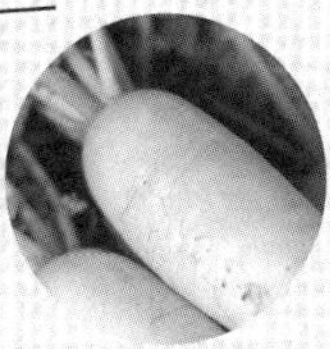
だいこん

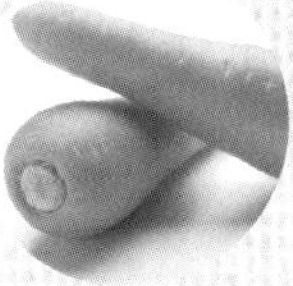
にんじん

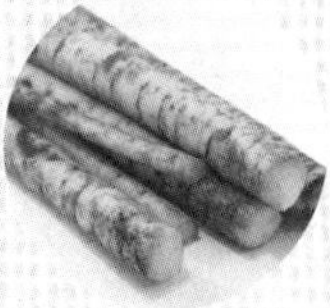
ごぼう

マメ類

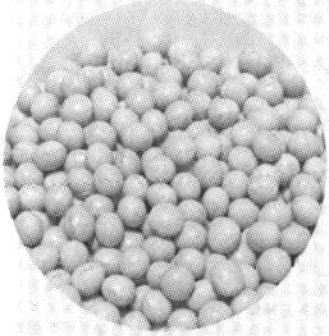
大豆

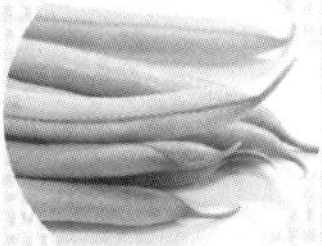
インゲン豆

他の野菜

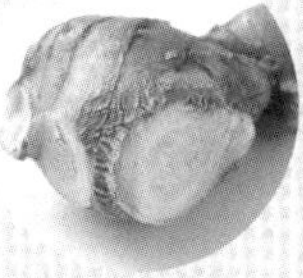
ショウガ

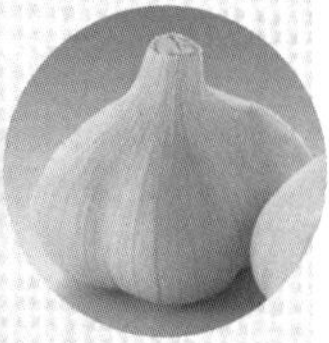
ニンニク

魚介類

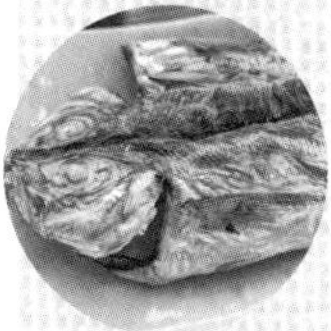
アジ

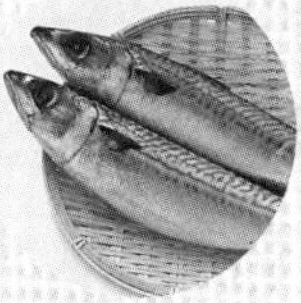
サバ

肉類

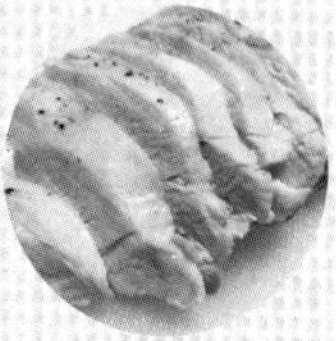
鶏肉

主に冬が旬のもので、原産地が北の地方のもの、たとえば根菜類、香辛料、薬味などです。具体的には**マメ類**、**根菜類**、**もち米**、**ショウガ**、**ニンニク**などが体を温めるのに効果的です。魚介類では、**アジ**、**サバ**、**イワシ**、**エビ**などが、肉類では**鶏肉**と**羊肉**は温性の食品に含まれます。

一方、夏が旬の葉野菜、トロピカルフルーツなどは「冷性の食品」です。南方産のバナナ、パイナップル、トマト、キュウリ、スイカなどが代表です。体がのぼせているときなどには効果的ですが、食べすぎて体を冷やさないように、量を考えて食べることが大切です。

また、化学調味料や加工食品も冷性ですから、体温が低いときには避けることです。2章で、腸内細菌を活性化させる食事法を紹介しましたが、この「温性の食品」の野菜類を食べると腸内細菌が増え、免疫力が高まります。

体を温めることは腸内細菌にとっても都合のいいことで、「幸せ物質」を作りやすい環境を整えるのです。当然、それは長生きにもつながります。

4 過剰な〝清潔志向〟がアレルギーを招く

何が日本人の腸内環境を悪化させているか？

日本人は世界でも類を見ないほどのアレルギー体質になっています。

1970年代生まれの日本人は、88パーセントがアレルギー体質であるというデータもあるほどです。その割合の高さに、背筋が寒くなるのは私だけではないと思います。

ところが、これは70年代以降のことで、それまでの日本人はむしろアレルギーになりにくい特性を持っていました。

たとえば、アメリカでは60年代に「ヘイ・フィーバー」といわれるブタ草による花粉症が大流行したのですが、日本ではまったくといっていいほど流行しませんでした。当時の論文には「日本人はアレルギーにならない体質である」と書かれていたくらいです。

しかし、時代の経過とともに日本人は大きく変わってしまいました。花粉症などのアレルギー性疾患に悩む人は増え続け、うつ病などの増加にともない自殺者も毎年2万人以上で推移しています。

食生活を中心とした生活習慣の急激な変化が日本人の腸内環境を悪化させ、さまざまな弊害を招いているのです。

腸内細菌が大幅に減少していることは、腸そのものに甚大な被害を及ぼしています。野菜類やマメ類、海藻類などの食物繊維を大量に食べている時代の日本人は腸が丈夫でした。

腸内細菌が多いと、便の量もおのずと増えてきます。**便の半分以上は腸内細菌とその死骸**だからです。前述したように、かつての日本人の便の量は1日400～350gあったのが、現在は半分の200～150g程度しかありません。

日本人の便の量の多さを物語るエピソードがあります。

第二次世界大戦のとき、日本人が占領していた南の島にアメリカ軍が上陸しようとしました。慎重に上陸作戦を進めているさなか、アメリカ軍は島のあちこちに点在している便の多さに驚きました。そして、まだたくさんの日本兵がいると思い、上陸を断念したというのです。しかし、そのとき島にいた日本兵はごくわずかでした。

便の量が少ないと病気になりやすくなります。食物繊維の摂取量が少ない→腸内細菌が減少する→便の量が減少する→腸を含むいろいろな内臓などに悪影響を及ぼす、という悪い流れを定着させ、病気にかかりやすい体を作ってしまいます。

日本人の便の減少はそのまま日本人の腸に悪影響を与えています。

アレルギー性疾患と並んで腸の病気が急増しているのも、現代の日本人の悪しき特徴なのです。それが端的に現れたのが95年に起こったインドネシア・バリ島のコレラ騒ぎです。

当時からバリ島は日本人に人気の観光スポットでしたが、バリ島から帰国した200人以上の日本人がコレラを発症したのです。200人がほぼ同時に発症したわけですから、バリ島では多くの患者が発生したと誰もが思いました。

ところが、**コレラの発症者は日本人だけだった**のです。現地の人はもちろん、バリ島には他国からも多くの観光客が訪れていましたが、誰一人としてコレラにかかった人はいませんでした。

このとき、大部分のコレラ菌は「エルトール小川型」でした。飲んでも発症しないような非常に弱い菌です。

日本人だけがこのコレラ菌で発症したことは、**日本人の免疫力の低さを如実に物語っています**。

食物繊維を大量に摂り、「腸内改革」を実行していれば、こんな弱いコレラ菌には感染することはなかったのです。

なぜ、長男長女にアレルギーが多いか？

最近では、花粉症ではない人を探すのが難しいくらい、花粉症が蔓延しています。

その数は日本人の3割は優に超え、4割に達するくらいの人が花粉アレルギーに悩まされているという説もあります。

また、アトピー性皮膚炎や気管支ぜん息にかかっている子どもたちは、この十数年で2倍以上に達しているようです。

このように日本人のアレルギー性疾患は増加傾向に歯止めがかからない状態です。「日本小児アレルギー学会誌」に発表されたデータによると長男、長女は弟や妹と比べてアトピー性皮膚炎や気管支ぜん息などのアレルギー性疾患にかかりやすいことがわかっています。これは日本だけの傾向ではなく、イギリスでもロンドン公衆衛生専門学校のストラッチャン博士が調査しているのですが、ほぼ同様の結果が出ています。

子どものアレルギー性疾患は、育てられた環境と深く関係します。

簡単にいえば、手をかけず放任主義で育った子どもにはアレルギー性疾患は比較的少なく、逆に、**清潔面など過度に神経質な環境の中で育った子どもにはアレルギーが多い**のです。

子どもの人数が減り、一人っ子の家庭が多くなったことも長男、長女のアレルギー性疾患を増やしている理由の一つと考えられています。

「日本小児アレルギー学会誌」が子どもを持つ1万人の親を対象に行った調査があります。それによると「屋内の遊びが多くなった」「全体として友だち同士の遊びが少なくなった」と答えた親の40パーセント前後の子どもがアレルギー症状にかかっています。

泥んこ遊びとは無縁の、無菌状態の中で育っている子どもが多いのでしょう。

たしかに、泥の中には人間にとって有害な細菌が入っている場合があります。しかし、その確率は非常に低く、むしろ**子どもの免疫を高める菌を排除してしまうマイナス面のほうがはるかに大きい**のです。

最近は公園の砂場に「抗菌砂」を導入する自治体も多いようです。官民一体となって無菌、清潔に血眼《ちまなこ》になっている観さえあります。

作家で医師でもあった故・斎藤茂太氏の著書『賢い子育てにはコツがある』の中に、子どもと清潔に関する興味深い話がありました。

斎藤先生が取材でメキシコに行ったときのことで、列車の中でアメリカ人の親子連れといっしょになります。そのうち小学生くらいの女の子が、のどの渇きを訴えます。すると、父親は持っていたポリタンクの水を飲ませたのです。

好奇心で斎藤先生は、それがどこの水かたずねると、父親の答えは、「ああ、ウリケ河の水ですよ」。それは汽車から見える河の水でした。斎藤先生は、

「我々は海外旅行の度に、生水は飲むな、生物に気をつけよ、と口うるさく言われている。たしかにそれは目先の衛生に必要なことかもしれないが、長い目でみるとひ弱な人間を作り上げているのかもしれない」

と書いていたのです。

私もまったく同感です。

清潔が行き過ぎると、免疫機能が狂う

なぜ、清潔の度が過ぎるとアレルギーを起こしやすくなるのでしょうか。

アレルギーのもとになるアレルゲンと免疫細胞の関係に答えがあります。花粉症の場合、代表的なアレルゲンはスギやブタ草などですが、イネ科、キク科の植物などその種類は非常に多岐にわたっています。

アトピー性皮膚炎も同様で、以前はダニ、ホコリがアレルゲンの代表格でしたが、現在ではさまざまな物質がアレルゲンになっています。

花粉などのアレルゲンが体内に入ると、IgEという抗体が分泌されます。この抗体はアレルゲンと結合し、肥満細胞を破ってヒスタミンという物質を作ります。このヒスタミンこそが鼻水やくしゃみなどのアレルギー症状を起こす元凶なのです。

当然のことですが、このようなアレルゲンもアレルギー性疾患のない人にとっては、まるで脅威とはなりません。体に入ってきても速やかに排除され、体の異常を感じることもないのです。免疫機能がきちんとした形で働いているのです。

しかし、この免疫機能に狂いが生じてしまうと、一気にアレルギー症状が起こってしまいます。

従来、免疫機能が相手にして闘っていたのは、寄生虫やウイルス、細菌類などでした。これらが体内へ侵入しようとすると、免疫機能が働き、その侵入をシャットアウトしてきたのです。

しかし、この何十年間で公衆衛生の環境は著しく向上しました。身の回りから細菌類やウイルス、微生物などがめっきり数を減らしたのです。

そこに人々の徹底した清潔志向が関与していたことは間違いありません。清潔でクリーンな生活は、快適性を求める現代人のニーズにぴったりとマッチしました。人々はますます清潔志向を高め、その〝副産物〟として、かつては体の中に棲んでいた寄生虫や細菌を駆逐してしまったのです。

困惑したのは免疫細胞です。本来、攻撃すべき相手がいなくなってしまったのですから、毎日が「不戦勝」のようなものです。

しかし、これは免疫細胞のあるべき姿ではありませんから、微妙な狂いが生じはじめます。こうして、それまでは相手にしなかった花粉やホコリを相手に闘うようになり、その結果としてアレルギー反応が起きてしまったのです。

過度の清潔志向が免疫機能を狂わしているのです。

アレルギー性疾患の患者さんが「ブーイング」すべきは、花粉やホコリなどのアレルゲンではありません。

度を超した清潔志向や防菌思考を改めるときがきているのです。

そのことは大変重要なことですので、次章でももう少し触れたいと思います。

5章

手洗い、抗菌、運動……
すべてを解決する「腸」の作り方

1 「抗菌、除菌」が、腸を弱くする

薬用石鹸で手をごしごし洗っていませんか？

腸内細菌が元気に活動している人は免疫力が高く、がんをはじめとする生活習慣病にもかかりにくいです。

そんな腸内細菌の素晴らしい貢献に対して〝宿主〟である人間の評価はけっして高くありません。それどころか、腸内細菌が棲む腸内フローラの環境悪化を助長させている観もあるのです。

これでは本来なら腸内フローラからたくさん生成される「幸せ物質」は少なくなり、病気になりやすくなってしまいます。

そんな人間の最大の〝愚挙〟は前章でも少し述べた度を超した清潔志向です。たとえば、インフルエンザが大流行すると、手洗い、うがいの励行が叫ばれます。「石鹸でよく手を洗いましょう。手先だけでなく、肘のあたりまで洗いましょう」と注意を喚起されるのです。

もちろん、新型コロナウイルスのように、人類が遭遇したことのない病原体が拡大した際には、手洗いを熱心に行うことは必要です。免疫がその敵との戦いを知らず、抗体を持たないからです。

ただ、新型コロナについても、すでに多くのことがわかってきています。その病原性は、自然免疫を高く保っていれば重症化を抑えられる程度です。ですから、私は必要以上に手洗いに神経質になりすぎなくてもいいと考えています。

特に、**薬用石鹸で手をごしごし洗うことは注意が必要です**。なぜなら、殺菌作用の強い薬用石鹸で何度も手洗いをすると、皮膚を守っている皮膚常在菌まで殺してしまい、かえってウイルスなどが付着しやすい環境を作ってしまうからです。

皮膚常在菌には、表皮ブドウ球菌、黄色ブドウ球菌をはじめとする10種類以上の細菌があります。もちろん、これらはいわゆる〝ばい菌〟ですから、ときには体の中で暴れだし、傷口に膿を持たせることがあります。

また、大量の細菌が体じゅうに達し、抗生物質でも撃退できないと敗血症という重篤《じゅうとく》な症状を起こすこともあります。

しかしその一方で、これらの細菌には有益な面もあります。たとえば、皮膚常在菌は皮膚の脂肪を食べ、脂肪酸の膜を作ります。そうすると皮膚は弱酸性に保たれ、酸に弱い病原菌を撃退してくれるのです。

時と場合によっては味方になってくれるのが皮膚常在菌なのです。

洗いすぎると皮膚常在菌が作った皮膚膜がはがれ、その下にある角質層との間にすき間ができてしまいます。こうして皮膚を組織している細胞がバラバラになり、ここからウイルスが侵入する危険性が高まってしまうのです。

そもそも、手についたウイルスなどは水道水で流しながら10秒も洗えば、ほとんど除去できます。子どもが外遊びをして手が汚れているときや食事の前に手洗いをさせることは必要ですが、わざわざ薬用石鹸を使う必要はありません。

ふつうの石鹸を使用すれば十分だと思います。

「うがい薬」の習慣的使用は逆効果

うがいも同様で普段、のどに異常や違和感がないのに、市販のうがい薬を使ってうがいをする必要はありません。

一部のうがい薬には非常に強い殺菌作用があり、**習慣的に使用すると粘膜を傷つける**ことがあります。すると、かえって風邪やインフルエンザにかかりやすくなってしまうのです。これではまったくの逆効果です。

のどが何となくいがらっぽいときは、日本茶やウーロン茶を薄めてうがいをすれば十分、効果が得られます。お茶に含まれるカテキンという成分がのどの腫れに効き、市販のうがい薬よりも効果があるというデータも出ています。

以前、テレビのコマーシャルを観ていて驚いたのは、朝起きてすぐに口をすすぐための溶液が売り出されていたことです。寝ている間に、口の中に増殖した菌を殺すことが目的だそうです。

菌と聞くと何でも殺菌という姿勢に首をかしげたくなります。というのは、**口の中にある菌類に悪さをする菌はほとんどいない**からです。たとえ、それが食事といっしょに体内に入ったとしても、唾液や胃酸などであえなく死んでしまいます。

このような殺菌剤を多用し、使用を習慣化すると、腸にも悪影響を及ぼすことが考えられます。セロトニン、ドーパミンなどの「幸せ物質」の生成にもマイナスの影響を及ぼす可能性があるのです。

過剰な清潔志向は危険をともない、健康や長寿の面でもマイナスになることを、ぜひ知っていただきたいと思うのです。

「抗菌・除菌グッズ」に潜む落とし穴

皮膚常在菌を殺しているのは薬用石鹸だけではありません。いまや世の中にあふれ返っている抗菌・除菌グッズにも同じ危険性が潜んでいます。

しかも、抗菌・除菌グッズの種類は増える一方です。新型コロナウイルスの影響もあり、私たちはいま、脇目もふらずに無菌に近い状態を目指して突っ走っている観があります。

「無菌が達成されてもいいことはありません。むしろ免疫力が落ちて、病気にかかりやすいデメリットもあるのです」

と、忠告したくなりますが、きっと多くの人が〝馬の耳に念仏〟でしょう。

抗菌・除菌グッズには細菌、カビ、臭いなどを排除する働きがあります。その用途は、「こんなものまで!?」というところまで広がっています。いちじ、ボールペンなどの筆記用具にまで「防菌」のシールが貼ってあって驚いたのですが、いまやそれも〝常識〟のようです。

それにしても抗菌、除菌、防菌の区別はよくわかりません。業者に聞けば、それなりの説明をしてくれるかもしれませんが、明確な区別はないはずです。一部の商品を除くと、満足のいく成分表示もないので、一体どんな抗菌剤が使われているかもわからないのです。

ウエットティッシュで手をぬぐえば、すべての菌は殺せると思っている人もいるようですが、そんな都合のいい、万能の殺菌剤はこの世に存在しません。

極端な話、**AとBという細菌は殺せても、CとDには何の効果もない**、というのがウエットティッシュ・レベルの殺菌効果なのです。

いわば、気休めの殺菌ですが、そんな風潮の最も大きな被害者は子どもたちです。

子どもの肌はすべすべして柔らかいために、まだバリア機能をほとんど有していません。皮膚全体がウイルスや細菌から攻撃を受けやすい状態なのです。

そんなデリケートな状態の皮膚に、恒常的に強い抗菌・除菌作用が及んでいたら、皮膚常在菌は簡単に攻撃されてしまいます。抗菌マスクを使い続けていた子どもが、口の周りにかぶれ症状ができてしまい、高じてアレルギー性皮膚炎になってしまったという話もあります。

いま、何より子どもの腸内環境整備が大切

また、気になるのが子どもの腸内細菌に与える影響です。

親がウエットティッシュを濫用し、抗菌・防菌グッズを頻繁に使用していたら、子どもも必ず使います。そういう家庭では抗菌・防菌グッズに囲まれた生活環境でしょうから、その抗菌・防菌の成分の一部が子どもの体内に入ることは十分に考えられます。

もちろん、量的にはごく微量であり、それが腸に届くかどうかはわかりません。しかし、まったく届かないともいえません。そして、それが**積もり積もれば子どもの腸内環境に悪影響を及ぼすことはありうる**ことなのです。

乳幼児の腸内フローラは90パーセント以上がビフィズス菌などの善玉菌によって占められています。ところが、成長するにつれてビフィズス菌は減少し、悪玉菌が増えてきます。

子どもといえども腸内フローラの状態は大人に近いのです。そこに抗菌・除菌という名の、善玉菌を減少させてしまうような殺菌剤が入ってくるとしたら、これはもう何のための抗菌・防菌なのかわかりません。

考えてみると、セロトニンやドーパミンという「幸せ物質」は子どもにも必要不可欠なものです。前向きな気持ちになってやる気を起こさせ、ひとたび壁にぶち当たっても負けずに頑張る上では必須の要素なのです。

子どもが子どもらしく、楽しく天真爛漫《てんしんらんまん》に生活するためには「幸せ物質」を作り出す腸内環境の整備が何よりも求められているのです。

無菌のモルモットは、無菌でしか生きられない

抗菌・除菌グッズを手放せない人に対して、

「あなたの体の中に細菌はいっぱいいるんですよ。大腸菌だっていっぱいいます」

というと、〝腸内細菌事情〟を知らない人は一様にびっくりします。悪玉菌である大腸菌にはビタミンの合成や、他の細菌の攻撃から体を守る働きがありますが、そんな有益性はほとんど知られていません。

「野菜の主成分である繊維質（セルロース）を分解してくれるのは、大腸菌をはじめとする腸内細菌なんですよ」

という話をしたら、もっと驚くかもしれません。大腸菌はこのように人体にとって大切なもので、**一定量の大腸菌は体に必要**なのです。

大腸菌に限らず、菌という字を見ると毛嫌いする向きも少なくありません。しかし、細菌が体内にいなければ、生物は生きられないという実験結果も出ています。

体内に細菌がいるネズミと、無菌のネズミとでは、どちらが長生きするかを調べた実験があります。

結果は、無菌のネズミが1・5倍長生きしました。

と、ここまでの話なら無菌のほうが長生きできる、という結論に達しそうですが、よく考えてみるとそうではないことがわかります。

無菌のネズミは、無菌状態ゆえに長生きできたのです。

事実、無菌ネズミを菌のいる状態に出してみると、すぐに死んでしまいました。体内に細菌がいないために、外から入ってきた細菌が悪さをすると、それに抵抗できないのです。

モルモットを使った実験では、腸内細菌のいるモルモットと無菌のモルモットに悪玉菌のウェルシュ菌を与えた後の結果が出ています。

予想どおりというか、無菌のモルモットはウェルシュ菌が腸内で増殖して死んでしまいました。

食中毒に「なりやすい人、なりにくい人」の差

人間の世界でも同じようなことが起きています。

かつて焼き肉屋でO－157が原因とみられる食中毒によって死者が出たことがあります。ほぼ同じような食品を食べているのに**食中毒の症状が出る人**と、**出ない人**がいます。

また、大阪・堺市の小学校でO－157が発生したこともありました。

その小学生の便を調べたところ、O－157の菌を持っているのに下痢をまったくしていない子どもが30パーセントもいました。ちょっと下痢をした、という子どもは58パーセント、下痢を繰り返し、入院している重篤な症状の子どもが12パーセ

ントでした。

その後の追跡調査で興味深い結果が得られました。重症だった子どもはみな山の手の一戸建ての家に住む子どもだったのです。

一方、一度も下痢をしなかった子どもは、揃って下町育ちでした。山の手地区のお母さんは、清潔に対して非常に敏感で、子どもはあまり泥遊びをしていませんでした。

意外かもしれませんが、**O‐157はとても弱い菌で、雑菌の多いところでは生きていけません**。したがって、清潔が高度に保たれている学校給食の場で発生したりするのです。

学校給食の現場に携わっている人々にとっては、やりきれない結果ですが、それがO‐157の特徴です。反対に、衛生観念の低い店などでは雑菌が多いためにO‐157は生きていけないのです。

O‐157の〝運び屋〟として疑いの目で見られ大打撃を被ったのが、かいわれだいこんでした。かいわれだいこんもまた、栽培過程は清潔に保たれ、無菌状態で育ちます。

反対にだいこんは、いろいろな菌が無数に存在する土の中で育ったために、O－157は寄りつけなかったのです。

乳酸菌やビフィズス菌の入った飲料や食品の売れ行きが高まっています。腸内フローラにとっては理想的な食品で、善玉菌が増えることは間違いありません。

日本には元来、麹菌や納豆菌などを摂取する食習慣があるのですから、これらを併用すればさらにいい腸内フローラができます。

しかし、その一方で大腸菌などの悪玉菌を叩きすぎると、腸内バランスは崩れ、かえって腸内フローラの状態を悪化させてしまいます。

度を超した清潔志向は、かえって腸内バランスを崩壊させ、腸内細菌が作るセロトニン、ドーパミンなどの「幸せ物質」を減らしてしまうことに気づくべきなのです。

2 加工食品、抗生物質から腸を守ろう！

現代人は〝ゲテモノ食い〟になった？

改めて振り返ってみると研究で僻地《へきち》に赴《おもむ》くことが多かったせいか、それとも元来、好奇心が人一倍強いのか、私はめずらしいものをずいぶん食べてきました。

「サルの脳みそなら香港で食べた。広東ではゴキブリを炒《い》って塩で食べたけど、パリパリしておいしかったね。そういえば僕がサナダ虫を研究用に〝自腹〟で飼っているのを君も知っていると思うけど、あれも照り焼きにしたらうまかったよ」

以前、知人の女性にそう話すと、彼女の顔がだんだん青白くなってきたので、それ以上の「我が食歴」を披露することは遠慮しました。

自分自身にはまったくといっていいほど自覚はないのですが、周囲からは〝ゲテモノ食い〟という評価で一致しているようです。

「ところ変われば、食変わる」というように、狭い日本でも地域によって食文化は大きく異なります。たとえば中部地方では「蜂《はち》の子」をわりとふつうに食べます。もちろん、まだムニュムニュと動いている幼虫ですから、はじめて見た女の人は卒倒しかねないほどびっくりします。

「蜂の子」よりは一般的ですが、「イナゴの佃煮」も虫の原型がよくとどめられていて、見る人によっては「ゲテモノ感」があるかもしれません。

これが世界ともなると、どこからがゲテモノなのか線引きは非常に困難です。たとえば、中国人は「四足《よつあし》はテーブル以外ならなんでも口にする」といわれますが、チャウチャウという愛らしい犬も、「食用犬」なのですから、推して知るべしです。

人間は太古のむかしからありとあらゆる物を食べてきたはずです。虫を食べる食文化は世界中に広がっていますが、虫くらいは平気で口にしていたのではないでしょうか。

時代が進むにつれて、狩りをし、釣りをすることで食べる動物や魚の種類は急激に増えていったと思われます。

なかには、現代人のわれわれから見れば信じられないような〝生き物〟を食べてきたかもしれません。少なくとも植物も含めて、生きていた物を食べてきたはずです。ところがいま、私たちは**〝生き物〟ではない物を食べる、という時代**にいます。

ホルモン注射をしたブタやニワトリ、抗生物質を含んだ餌で養殖されているマグロやハマチ、虫もつかないような野菜、いつまでも腐らないりんご、と挙げればきりがないほど、〝生き物〟ではないものをわれわれは食べているのです。

さらに、カップめんに代表されるインスタント食品には、私たちがこれまでにいっさい口にしなかった加工食品がたくさんあります。

挙げればきりがないのですが、カップめんには、でんぷんを加工した「蒲鉾《かまぼこ》のようなもの」、人工たんぱく質でできた「肉のようなもの」が入っています。食品添加物も当たり前のように使われています。

このような人工的なものを口にするようになったのは、ここ半世紀くらいのことです。人類700万年という長い歴史の中で私たちは、はじめて先達たちが口にしていないものを毎日のように食べ続けています。私はこのような物を食べることのほうが〝ゲテモノ食い〟だと思うのです。

手軽で便利でかつ安価に食べられる加工食品やファストフードは若い人に限らず、中高年層にも広がっています。それらは、知らず知らずのうちに腸内細菌を攻撃し、腸内フローラを破壊し続けます。

人類の長い歴史の中で、営々と続けられてきた腸の活動……その一つである「幸せ物質」の創造にも、それは多大な悪影響を及ぼそうとしているのです。

恐い！「抗生物質」に潜むもう一つの顔

食品添加物や保存料と並んで腸内環境を悪化させているものに抗生物質がありま す。風邪をひいたり、頭痛がしたりしたときに飲まれているのが抗生物質です。これが腸の中に入ると、多くの腸内細菌を殺してしまいます。

当然、ドーパミンやセロトニンも大きなダメージを受けます。しかし、そうとは知らず抗生物質を〝常備薬〟のようにして使っている人も少なくありません。

少し前まで、風邪をひくとほとんどの医者は抗生物質を処方していました。患者さんも抗生物質の効果に疑問を持つ人は少なく、

「抗生物質を出してください」と強く処方を求める人は今もいます。

しかし、風邪の治療に抗生物質が効かないことがわかるにつれて、〝抗生物質神話〟もそろそろ終わるのかもしれません。

風邪の原因は90パーセントがウイルスによるものです。**抗生物質が効果を発揮するのは細菌類に対するときだけ**で、ウイルスを攻撃する力はゼロに等しいのです。

風邪にはほとんど効果がありません。それを知ってか知らずか抗生物質の効能を信じ込んでいる患者さんは気の毒ですし、安易に処方している医者に対しては首をかしげたくなります。

ずいぶん前にＮＨＫの『日曜喫茶室』という番組に出演したことがあります。アナウンサーの方から、

「体にかびが生えてしまったので、医者にすすめられた抗生物質を飲んでいたら、

全身かびだらけになってしまいました。3カ月も飲んでいたのに、なぜでしょう」と聞かれたことがありました。しらくも、たむし、いんきんといった白癬菌《はくせんきん》が生えたのだと思われますが、

「それは抗生物質を飲み続けたからです。だからかびが増えたのです」

と私が話したら、キョトンとしていました。かびがなくなると信じて抗生物質を飲み続けていたのに、それが**逆にかびを増やす原因**だといわれたのですから、びっくりするのは無理もありません。

私たちの生活環境にはかびの菌がたくさんあります。表皮ブドウ球菌など約10種類の「皮膚常在菌」のおかげで皮膚は守られています。

ところが、抗生物質を飲み続けているとこの皮膚常在菌を殺して、免疫力を低下させてしまいます。その結果として、体にかび菌が増えてしまうのです。

これはまさに逆効果の最たるもので、薬を使い続ける意味がまったくない、といえます。

院内感染の最大の原因――それは耐性菌

抗生物質に関しては、院内感染でもその名前がよく登場しました。

院内感染とは病院で治療中の患者さんが、もとの病気とは異なる感染症にかかったり、病院スタッフが感染症にかかったりすることをいいます。

原因としては、患者さんやスタッフの免疫力の低下などが考えられますが、最大の理由は**耐性菌の出現**です。

抗生物質からたびたび攻撃を受けた菌は、それに対抗する手段を必死で見つけようとします。いわば、菌が生き延びるための〝防御の知恵〟です。

防御能力を高めた菌は、いつしか抗生物質では歯が立たない存在になってしまいます。これが耐性菌です
代表的な耐性菌には「MRSA（メチシリン耐性黄色ブドウ球菌）」と「緑膿菌《りょくのう》」があります。これらは複数の抗生物質に対する耐性を持っているために、抗生物質

が効きにくい状態になっています。免疫力が落ちている患者さんがこれらの菌に感染すると、いくら抗生物質を使っても効果が出ず、最悪の場合は死亡してしまうケースもあるのです。

このような悲劇を生んでしまう一因に**抗生物質の濫用**があります。病気の本質と原因を見極め、それに対する治療をする前に、やみくもに抗生物質を投与することで耐性菌が出現しやすくなっているのです。

抗生物質の使いすぎは、このような危険と隣り合わせです。腸内環境にも重大な損傷を与えかねません。

腸内細菌を根こそぎ撃退してしまう可能性があるのですから、慎重な使用が求められます。

3 間違いだらけの「健康常識」を見直そう

じつは、「小太り」が健康にいい

「植物性食品は腸にいい影響を与えます。腸内細菌の活動を活発化させ、幸せ物質も増えます。だから、野菜や果物、マメ類、海藻類を食べましょう」

講演会などでそのように話すと、

「先生のおっしゃることに大賛成です。我が家もそんな食べ方をしています」

と賛同してくれる人がけっこういます。それはそれでうれしいことなのですが、

「だから肉なんてめったに口にしないです」

といわれてしまうと、大いに困惑してしまいます。

このようなタイプは少しほっそりしていて、無駄な脂肪や贅肉はついていない人

が多いのですが、不思議なことにどこか元気や生気に乏しい感じがするのです。

相変わらずダイエットブームは続いています。身長にもよりますが、体重が１００kgを超えるようだったら、肥満解消の努力が求められます。肥満は高血圧症、心筋梗塞、脳卒中、糖尿病など生活習慣病の引き金になるため注意が必要です。

しかし、大して太ってもいないのに、体重を気にして食べる量を減らし、肉をいっさい食べないような偏った食事をするのはけっして体によくありません。それは当然、腸にとってもよくありません。

肥満度を示す指数・ＢＭＩ（ボディ・マス・インデックス）はずいぶん一般的になりつつあります。その計算法は《体重（kg）÷身長（m）の２乗》で、この数値が25以上だと肥満とみなされます。

たとえば、Aさんは身長1・7ｍで体重が75kgとします。すると、75÷（1・7×1・7）＝25・95で「肥満判定」です。もちろん、数字だけで太っているか否かを判断するのは難しいです。この身長、体重で「肥満」と結論づけるのは無理があるような気がします。

厚生労働省は22～23くらいが望ましいとしていますが、**この数字にこだわる必要はありません**。なぜならば、少々の肥満なら大きな健康障害が起こる確率は低く、太っているほうが短命というデータも存在しないからです。

たとえば、国立がん研究センターの津金《つがね》昌一郎《しょういちろう》先生は厚生労働省のデータをもとに40歳から69歳の日本人の死亡率を10年間、追跡調査しています。

その結果、男性で死亡率が最も低かったのはＢＭＩが23～27の人でした。それ以上でも以下でも死亡率は高まっていて、ちょうどＶの字のようになっています。

つまり、太りすぎは死亡率が高くなるのですが、やせすぎも同じなのです。

さきほど例に挙げたＡさんのＢＭＩは25・95ですから、ちょうど23～27の中間くらいに相当します。

もう少し体重が多くても、この〝死亡率最低ゾーン〟に入ります。少しくらいの肥満であれば気にしすぎる必要はありません。

これくらいの体型の人を、一般的に「小太り」といいます。それくらいが長生きするのです。

「ウエスト85センチ以上」は本当にメタボ？

もう一つ、肥満に関してはメタボリックシンドローム（内臓脂肪症候群）に関連する数値でも同様のことがいえます。

メタボリックを判断する基準の一つに腹囲（ウエスト）の数値があります。日本肥満学会では男性85センチ、女性90センチを判断基準にしています。つまり、男性の場合は85センチを超すと「メタボ」の烙印を押されてしまうのです。

世界的な組織である国際糖尿病連合では男性90センチ、女性80センチを一つの基準にしています。女性の数値が日本と世界では逆転していることも含めて、この数値には各方面から疑問や批判の声が上がっています。いずれにしても**男性のウエストが85センチというのは厳しすぎます**。

そもそも、85センチは日本の成人男性のほぼ標準ですから、この基準では日本人男性の半分はメタボかその予備軍になってしまいます。

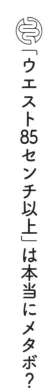

ちなみに、アメリカの基準値は男性102センチ、女性88センチ、中国は男性90センチ、女性80センチです。私の周りには、お腹周りが85センチ以下の人を探すほうが難しいくらいで、85センチのサイズでは小太りともいえないと思います。

太りすぎの人が招きやすい症状に高コレステロールがあります。この数値にも異論の声が少なくありません。

血中に含まれるコレステロールの総量を総コレステロールといいます。かつては、正常値は120~220mg／dlで、上限値は220に設定されていました。世界各国の上限値は260~270mg／dlが大半でしたから、日本の数値がいかに低く設定されていたか、おわかりいただけるでしょう。

実際に、日本の中高年では約3割が220を超えているといわれていますが、それが原因で死亡率が高まっているとは考えにくいのです。

こうして総コレステロールの数値は段階的に見直され、男性は151~254mg／dl、女性は30~44歳は145~238mg／dl、45~64歳は163~273mg／dl、65~80歳は175~280mg／dlに変更され、上限値は撤廃されました。

⑳「コレステロール」に神経質にならなくていい

浜松医科大学の高田明和名誉教授は、11年間にわたって大阪府民約1万人のコレステロール値と死亡率を調べました。

それによると、女性は159以下では死亡率に差がありますが、それ以上、数値が高くなっても死亡率はあまり変わりませんでした。

男性は279まではコレステロール値が高くなるほど、逆に死亡率は下がっているのです。つまり、**280くらいまでなら特別、心配する必要はない**といえます。

たしかに、高コレステロールは心筋梗塞や脳梗塞を起こす要因の一つになります。異常に高ければ当然、治療は必要になりますが、値が低すぎるのも要注意です。

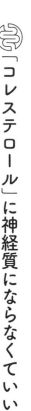

コレステロール値が低いと肝硬変や甲状腺機能亢進症《こうしんしょう》の可能性もあり、**何よりも性ホルモンの減少が大きな問題**になっています。

性ホルモンの分泌が抑えられると、免疫機能が低下し、がんや感染症、それにうつ病などの発病率も高まります。

脳にとってもコレステロールは大切な存在で、水分を除くと脳は70パーセントが脂質で、そのうちの20パーセントがコレステロールなのです。

このように体や脳にとって必要なコレステロールを下げすぎることは、腸の活動にも影響を及ぼします。

体の機能の低下は腸内フローラの環境悪化につながり、それは腸内細菌が作り出す「幸せ物質」の減少につながります。

特にコレステロール値が低めの人は、意識的にコレステロールが豊富な肉や卵を摂ることをおすすめします。

4 腸を鍛える日常生活のコツ

「腸内洗浄」は百害あって一利なし

日本人に大腸ガンが増えていることは前述したとおりです。

大腸ガンのリスク・ファクターの一つに便秘があげられます。

便秘が続くと、便は腸の中に長い時間とどまり、便が接する大腸の壁ががん化する可能性が高まります。また、腸の中に便が長時間とどまることによって便の腐敗菌が増加し、それががん化を進める原因にもなります。

便秘を起こす大きな原因は腸内環境の悪化です。高脂肪、高たんぱく質の肉類を摂りすぎ、野菜、果物、マメ類、海藻類の摂取量が少なすぎると便秘になります。腸の中に悪玉菌が多くなるため、さらに便秘を起こす悪循環になってしまうのです。

便秘に関してはいろいろな見方があります。2、3日便通がなくても、それがその人の排泄のリズムならば気にしなくてもよい、という説もあります。

しかし、私は腸内環境を良好に保つために、**毎日1回は排便することが必要**だと考えています。

もちろん、体質的に便秘しやすい人がいることは承知しています。それでも、前に述べたように、食物繊維を摂り、水の飲み方を工夫し、睡眠、運動、入浴法などに気をつければ、便秘を改善することは十分に可能なのです。

便秘は肌荒れなど美容の大敵にもなることから、特に女性の間ではさまざまな解消法が行われています。便秘薬の種類も多いのですが、ここ数年で注目が高まっているのが腸内洗浄ではないでしょうか。

デトックスという有害物質を体外に排出することが一種のブームになっています。腸内洗浄も静かな広がりを見せているようです。

簡単に説明すると、これは腸の中にお湯などを入れ、便などを強制的に洗い流す方法です。便を含む〝汚いもの〟が全部、出ていくために美容や健康に効き目があり、ダイエット効果もあると考えられています。そんな理由もあって若い女性にも人気が高まっています。

しかし、**腸内洗浄はまさに「百害あって一利なし」**といわざるをえません。

まず、第一に便は毒や毒素ではありません。長い時間、腸の中にあれば有害物質を出しますが、定期的に排便していれば体の毒になることはありません。

「定期的な排便ができないから」という反論もあろうかと思いますが、食事法などを取り入れて便秘体質を改善したほうが、絶対に腸や体にはいいのです。

「腸内洗浄」の最も危険な点は、腸内にある有益な腸内細菌も流してしまうこと。

健康な腸であるなら、善玉菌、悪玉菌、そして日和見菌のバランスがうまく保たれています。その結果、セロトニン、ドーパミンという「幸せ物質」が作られ、脳に送られるのです。

それで人間はより「幸せ感」「健康感」を感じやすくなっているのですが、腸内洗浄はその〝幸せの素〟まで流して捨ててしまうことになります。

ウォシュレットの使いすぎには要注意！

腸内洗浄を経験した人は限られていると思いますが、最近、普及率が高まっているウォシュレットにも危険が潜んでいます。

ウォシュレットを使いすぎると肛門の周囲を守っている皮膚常在菌が流され、本来あるはずの酸性の膜が消えてしまいます。

この膜がなくなってしまうと、便に含まれている大腸菌、ウェルシュ菌、乳酸菌、ビフィズス菌などの菌が肛門周辺の皮膚の中に入り込み、排便のたびに痛みを感じるようになります。

1日に1、2回程度の使用なら問題はありませんが、おしっこをするたびにビデを使ったり、排便していないのに肛門を洗浄したりするのは危険をともないます。

使いすぎると肛門周囲皮膚炎になり、悪化すると肛門周囲膿瘍になり膿がたまる、発熱するなどの症状を招きます。使いすぎには注意が必要です。

適度な運動は、腸内環境を向上させる

便秘を解消するためには、食事法以外に運動も重要です。

いくら、便秘の解消に効果的な食事方法を実践しても、毎日、体を動かさないでいたら、腸の蠕動《ぜんどう》運動も停滞し、それが便秘の一因になってしまいます。

運動は肥満予防、肥満解消にも効果的です。

体脂肪は別名、中性脂肪ともいい、余分な脂肪が血中に混ざっている状態です。本来、中性脂肪は「**リポタンパク・リパーゼ**」という酵素によって分解されるのですが、この酵素が少なかったり、年齢とともに減ったりしてくると増加します。

中年になると肥満が増えるのは、代謝能力の減少や運動不足のほかに、この酵素が減ることも大きな理由の一つなのです。

中性脂肪の増加は悪玉コレステロール（ＬＤＬ）の〝小型化〟というやっかいな状態も起こします。なぜ小型がやっかいかというと、小型のＬＤＬはサイズが小さ

いために血管に入りやすく、酸化しやすいのです。

血液や血管が酸化すると動脈硬化や心筋梗塞を起こすリスクは一気に高まりますから、中性脂肪の増加には十分、注意する必要があります。

また一方で、中性脂肪の増加は善玉コレステロール（ＨＤＬ）の低下も招きます。このようなコレステロール値の異常を解消するには運動が最適なのです。

運動をすると肝臓から糖が排出され、それがインスリンによって筋肉に取り込まれます。糖尿病の人に運動をすすめるのは、インスリンの作用が十分に機能し、その結果として**正常な糖の代謝を取り戻すことができる**からです。

先に述べた中性脂肪を分解する「リポタンパク・リパーゼ」はインスリンの効きがいい状態で生成が増えてきますから、運動時には「インスリンがよく機能する↓リポタンパク・リパーゼが増える↓中性脂肪が減る」という流れができます。

定期的に長距離を走っているランナーの中性脂肪が低く、ＨＤＬが高い理由はここにあります。

「楽しい、気分がいい」が免疫力を上げるコツ

しかし、だからといって毎日、無理をして長い距離を走る必要はありません。

もちろん、運動法については諸説ありますが、私はあえて**「ほどほどの運動」**をおすすめしたいと思います。

最近は運動のやりすぎによる弊害が認知されつつあります。それでもジムなどで苦悶《くもん》に似た表情でトレーニングマシンを使っている人がいます。

このような激しすぎる運動をすると、免疫力は間違いなく低下します。運動は楽しくできる程度がおすすめです。

運動は「メンタル・ヘルス」、心の健康にも有益だという実験結果もあります（体力医学研究所のデータ）。

男子学生に30分間、速歩のウオーキングをした後と、安静時での快感情と不安感の変化をアンケート方式で回答してもらい、それを比べてみたところ、**ウオーキン**

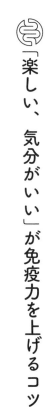

グ後は明らかに快感情が高まることがわかったのです。

快感情というのは一種の「幸せ感」です。澄み切った大空を見上げて、「気持ちイイー、幸せだなー」と思えるのは、腸でセロトニンやドーパミンといった「幸せ物質」がきちんと作られ、それが脳に送られているからです。

しかし、この快感情と「幸せ物質」の関係は「逆も真なり」で、快感情が多くなれば、それが腸を刺激して「幸せ物質」のできやすい環境になるともいえます。

運動は腸内環境の向上にもつながっているのです

まずは、「1日30分、歩いてみよう」

具体的な運動の方法としては、週に数回、30～40分程度歩くだけでも、生活習慣病の予防や便秘の改善にも効果を発揮します。これくらいの量は、意識的に運動をすることが大切ですが、どうやら日本人はかなり運動不足に陥っているようです。

国民健康・栄養調査（2019年度）によると、運動習慣のある人は男性で33・

4パーセント、女性で25・1パーセントでした。男性の約3分の2、女性にいたっては約4分の3は、ほとんど運動をしていないのです。

日本は世界でもトップクラスの長寿国で、厚生労働省の2020年発表のデータによると、女性の平均寿命は87歳を超え、男性は81歳を超えています。

しかし、ただ長生きしていれば幸せということではありません。少し前からQOL（クオリティ・オブ・ライフ）＝生活の質の向上が叫ばれていますが、長生きしても寝たきりの状態では幸せな生活とはほど遠くなってしまいます。

正しい食生活と運動はQOLをもたらす両輪の働きをしてくれます。研究によると、**人間の体の細胞は1万年の間あまり大きく変わっていない**ことがわかっています。1万年前といえば縄文時代ですが、そのときの人と私たちは同じような細胞を持っているのです。

にわかには信じられないという人もいるかと思いますが、地球上に生物が誕生したのは約38億年前ですから、1万年などという期間は瞬《まばた》きをする程度の時間なのです。縄文人と背格好や目、鼻などのパーツの形が変わらないように、細胞も変わっていないわけです。

この約1万年の間、私たちの細胞や遺伝子は体を動かし続けることで、飢餓を勝ち抜いてきました。猟をしたり、畑を耕したりして食糧を確保してきました。しかし私たちは、文明の発達や技術革新などによって、しだいに体を動かさなくても食べていけるようになったのです。いまや食べるためではなく、消化するために体を動かすことが求められているのですから、縄文人がこれを知ったら驚くに決まっています。もしかしたら、

「腹が減るから、無駄な運動なんかしなくていい」

というかもしれません。しかし、皮肉なことにわれわれは体を動かさなければ病気になり、死亡率が高まるようになってしまったのです。

まずは、自分に合った運動の種類と量を見極め、長く続けることを第一目標に取り組むことです。そのためには、**自分なりに楽しくできる運動を見つける**ことが大切だと思います。

運動習慣が身についたら、次なるステップに進みましょう。「ほどほどの運動」

が継続できるようになったら、「少しきつめの運動」に挑戦してほしいのです。「ほどほどの運動」をすすめていたことと矛盾しますが、さらなる〝健康の高み〟を目指すなら、ぜひこのステップに上がってください。

「少しきつめの運動」がより効果的なのは筑波大学の大蔵倫博《おおくらともひろ》博士らが行った調査でも明らかです。対象となる内臓脂肪型肥満の女性90人を「食事制限のみ」「食事制限と弱めの運動」「食事制限と強めの運動」の3つのグループに分け、それぞれが14週間、メニューを実行しました。

弱めの運動は30分以上の歩行を毎日ですから、運動をまったくしていない人にとってはかなりの運動量になります。

強めの運動は、1回45分のエアロビクスを週に3回。エアロビの経験者ならおわかりだと思いますが、45分はかなりハードです。

結果をみると、最も効果があったのは「強めの運動」で、ウエストサイズ、悪玉コレステロール値、空腹時の血糖値、体脂肪の面でほかの2つを上回りました。

もちろん、「ほどほどの運動」を続けることが最も大切なことです。それを達成したらぜひ「強めの運動」へ移行してみてください。

「強めの運動」といっても、その中身は個人差によって当然、異なります。

目安としては、**安静時よりも心拍数が1・5倍くらい増える運動**を取り入れてみたらいいと思います。ウオーキングのスピードを速めたり。軽いジョギングを取り入れたりしてみたらいかがでしょう。

「10分の運動」+「10品目の食材」=健康

栄養と運動の理想的なバランスを求めたプログラムに「テイクテン」があります。

これはもともと、アメリカの非営利組織が子どもの肥満防止のためにはじめたもので、「1日に10分間体を動かす」ことを提唱しました。

1日に10分とはいかにも短すぎる印象がありますが、続けることで効果が得られるのでしょう。2000年からスタートして、現在も数十万人の子どもが参加しているそうです。

わが国では、健康推進協力センターという組織が「日本版テイクテン」の運動を実施しています。

日本版では主に高齢者を対象にして、運動プラス食事法として1日に10品目の食材を摂るようにアドバイスしているのが特徴です。

そのメニューを簡単に紹介すると、運動では背筋伸ばしとその筋力強化、股関節の運動、尻から背中にかけての筋力強化があり、10分間のウオーキングもあります。食事は肉、魚、野菜、果物、海藻、卵、大豆、いも、牛乳、油の10品目を1日に摂ったかどうかを書き入れるようにしています。

この運動の成果を示すデータがあります。秋田県の南外村《なんがいむら》（現・大仙市）の約1400人の65歳以上の高齢者がこの「日本版テイクテン」を行ったところ、10メートルの最大歩行速度が1年前と変わらないという結果が出たのです。

60歳を過ぎるころから筋肉や筋力の低下は大きくなり、歩行速度も低下してきます。それが低下しなかったのですから、**実質的には運動能力がアップした**とも考えられます。

一方、健康にもプラス面が見られました。

まず、善玉コレステロール（HDL）の平均値が100ml当たり57・2mgから60・7mgに上昇したのです。また、血液中の含有量が減少すると貧血を招くヘモグロビンも平均で100ml当たり12・8mgから13・1mgに増加。栄養状態の目安になる血清アルブミンというたんぱく質は、年齢とともに減少することが多いのですが、これも平均値が上昇していました。

この村の2つの地区では毎月、約30人が集まって食事と運動の現状を報告し合っているそうです。ときにはダンスをしながら楽しんで運動をしています。

これらが「日本版テイクテン」の継続につながり、成果を上げているのです。

運動や栄養の影響を受けやすい**腸は、ヘルシーな生活をすればすぐに機能が高まります**。腸内細菌が増えて、セロトニンやドーパミンという「幸せ物質」ができやすくなります。

幸せな健康生活を送るためにも、栄養と運動に気を使って毎日を楽しく暮らしていただきたいと思います。

編集協力　駿企画
本文DTP　佐藤正人（オーパスワン・ラボ）

本書は、海竜社より刊行された『新装版　腸内革命』を、文庫収録にあたり再編集のうえ、改題したものです。

藤田紘一郎（ふじた・こういちろう）

一九三九年、中国東北部（満州）に生まれる。東京医科歯科大学医学部を卒業し、東京大学大学院医学系研究科博士課程を修了。医学博士。金沢医科大学教授、長崎大学教授、東京医科歯科大学大学院教授、人間総合科学大学教授を経て、東京医科歯科大学名誉教授。

専門は寄生虫学と熱帯医学、感染免疫学。日本寄生虫学会小泉賞、講談社出版文化賞・科学出版賞、日本文化振興会・社会文化功労賞および国際文化栄誉賞など受賞。

おもな著書に『体がよみがえる「長寿食」』『心と脳が元気になる「長寿食」』『脳はバカ、腸はかしこい』（以上、三笠書房《知的生きかた文庫》）、『図解 体がよみがえる「長寿食」』（三笠書房）のほか、『50歳からは炭水化物をやめなさい』『アレルギーの9割は腸で治る！』（以上、大和書房）など多数がある。

知的生きかた文庫

腸《ちょう》がすべて解決《かいけつ》！

著者　藤田《ふじた》紘一郎《こういちろう》
発行者　押鐘太陽
発行所　株式会社三笠書房
〒一〇二-〇〇七二　東京都千代田区飯田橋三-三-一
電話〇三-五二二六-五七三四〈営業部〉
　　〇三-五二二六-五七三一〈編集部〉
https://www.mikasashobo.co.jp
印刷　誠宏印刷
製本　若林製本工場

ISBN978-4-8379-8786-4 C0177

知的生きかた文庫

体がよみがえる「長寿食」

藤田紘一郎

“腸健康法”の第一人者、書き下ろし！　年代によって体質は変わります。自分に合った食べ方をしながら「長寿遺伝子」を目覚めさせる食品を賢く摂る方法。

疲れない体をつくる免疫力

安保　徹

免疫学の世界的権威・安保徹先生が、「疲れない体」をつくる生活習慣をわかりやすく解説。ちょっとした工夫で、免疫力が高まり、「病気にならない体」が手に入る！

40歳からは食べ方を変えなさい！

済陽高穂

ガン治療の名医が、長年の食療法研究をもとに「40歳から若くなる食習慣」を紹介。りんご＋蜂蜜、焼き魚＋レモン……「やせる食べ方」「若返る食べ方」満載！

40代からの「太らない体」のつくり方

満尾　正

「ポッコリお腹」の解消には激しい運動も厳しい食事制限も不要です！　若返りホルモン「DHEA」の分泌が盛んになれば誰でも「脂肪が燃えやすい体」に。その方法を一挙公開！

食べれば食べるほど若くなる法

菊池真由子

1万人の悩みを解決した管理栄養士が教える簡単アンチエイジング！　シミにはミニトマト、シワにはナス、むくみにはきゅうり……肌・髪・体がよみがえる食べ方。

C50424

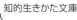